V&R

Gerald Hüther

Bedienungsanleitung für ein menschliches Gehirn

11. Auflage

Vandenhoeck & Ruprecht

Bibliografische Information der Deutschen Nationalbibliothek

Die Deutsche Nationalbibliothek verzeichnet diese Publikation
in der Deutschen Nationalbibliografie; detaillierte bibliografische
Daten sind im Internet
über ‹http:/dnb.d-nb.de› abrufbar.

ISBN 978-3-525-01464-6
ISBN 978-3-647-01464-7 (E-Book)

Umschlagabbildung: William Turner,
Sich der Küste nähernde Yacht (Ausschnitt),
ca. 1838–1840, Öl auf Leinwand, 102 x 142 cm, London,
The Tate Gallery.

Satz: KCS GmbH, Buchholz/Hamburg
Druck und Bindearbeiten: ⊕ Hubert & Co, Göttingen

Inhalt

Vorbemerkungen
und Gefahrenhinweis_____

Sicher fahren Sie ein Auto. Und Ihre Wäsche waschen Sie in einer Waschmaschine. Sie telefonieren mit einem Handy, surfen im Internet herum, produzieren Ihre eigenen Urlaubsvideos, sehen fern und hören auf Platten gepreßte Musik. Ich weiß nicht, was für nützliche oder unnütze Apparate Sie sich sonst noch im Lauf Ihres Lebens angeschafft haben, aber eines weiß ich ganz gewiß: je komplizierter und je teurer diese Geräte waren, desto intensiver haben Sie die mitgelieferten Anweisungen studiert, in denen beschrieben ist, worauf es bei ihrer Bedienung ankommt und worauf man achten sollte, wenn man daran möglichst lange seine Freude haben will.

Ein Gehirn besitzen Sie auch. Und das benutzen Sie häufiger, als Sie denken – jedenfalls viel häufiger als all diese Apparate und Maschinen –, um sich im Leben zurechtzufinden und um sich wenigstens hin und wieder eine kleine Freude zu verschaffen. Aber in eine Bedienungsanleitung für Ihr Hirn haben Sie bisher noch nie hineingeschaut. Weshalb eigentlich nicht?

Waren Sie der Meinung, daß Ihr Gehirn schon von allein so funktioniert, wie es funktionieren soll? Dann war das leider ein Irrtum. Es funktioniert so, wie es mit Hilfe der darin angelegten Verschaltungen funktionieren kann. Und welche Verschaltungen darin angelegt sind und zur Lösung von Problemen eingesetzt werden können, hängt ganz wesentlich davon ab, wie und wozu Sie Ihr Hirn bisher benutzt haben. Vielleicht hätten Sie sich doch schon früher einmal fragen sollen, ob die Art und Weise, wie Sie Ihr Gehirn bedienen, nicht unter Umständen dazu führt, daß es später für manche Aufgaben kaum noch einsetzbar ist.

Oder sind Sie bisher davon ausgegangen, daß man sich um

etwas, das man nicht für teures Geld erworben hat, sondern einfach schon immer besitzt, nicht weiter zu kümmern braucht. Auch das war ein Irrtum. Alles, was man nur einmal geschenkt bekommt, und was nicht tot ist, sondern weiterlebt und sich weiterentwickelt, bedarf – so wie jedes Kind, wie jede Beziehung zu einem anderen Menschen, ja auch wie Ihr Hund oder Ihr Gemüsegarten – ganz besonderer Beachtung und sorgfältiger Pflege. Das gilt auch für Ihr Gehirn.

Vielleicht haben Sie auch gehofft, ein allmächtiger Schöpfer oder die allmächtigen Gene hätten Ihr Gehirn so geschaffen beziehungsweise zusammengebaut, damit Sie sich damit für alle Zeit optimal in dieser Welt zurechtfinden und daß es deshalb an diesem Gehirn nichts mehr zu verändern gibt. Es ist zwar eine angenehme Vorstellung, daß entweder Er oder sie, aber eben nicht Sie selbst verantwortlich dafür zu machen sind, was aus Ihrem Hirn wird, aber diese Annahme war leider auch ein Irrtum. Zwar besitzt jeder Mensch ein besonderes, nur ihm eigenes Gehirn, das von Anfang an mit ganz bestimmten Schwächen und mit ganz bestimmten Begabungen ausgestattet ist. Was aber im Lauf des Lebens aus diesen Anlagen wird, ob bestimmte Schwächen ausgeglichen oder noch weiter verstärkt und ob bestimmte Begabungen entfaltet oder aber unterdrückt werden, hängt davon ab, wie und wofür man sein Gehirn benutzt.

Das alles klingt zwar sehr unbequem, ist aber auf keinen Fall dadurch zu ändern, daß man den Kopf in den Sand steckt. Irgendwann werden Sie ihn wieder aufrichten müssen, und dann bleibt es Ihnen nicht erspart festzustellen, daß es sich bei all diesen ausgedachten Begründungen nicht um wirkliche Gründe, sondern um nackte Ausflüchte handelt. Eigentlich hätten Sie mit gutem Gewissen nur einen einzigen Grund nennen können, der Sie bisher davon abgehalten hat, sich darum zu kümmern, wie Sie Ihr Gehirn benutzen: Es hat Ihnen noch nie jemand erklärt, worauf es dabei ankommt. Genau deshalb habe ich diese Bedienungsanweisung für Sie geschrieben, und ich bin froh, daß Sie sie gefunden haben.

Seit vielen Jahren arbeite ich schon als Hirnforscher und versuche wie viele andere auf diesem Gebiet tätige Wissenschaftler herauszufinden, wie unser Gehirn eigentlich funktioniert. Wie all diese Forscher habe auch ich die Gehirne von Versuchstieren, so gut das ging, in immer kleinere Einzelteile zerlegt und gemessen, was sich daran messen ließ. Ich habe die verschiedenen Zelltypen des Gehirns in Kulturschalen gezüchtet und beobachtet, was aus ihnen wurde und zu welchen Leistungen sie imstande waren. Und wie so viele andere Hirnforscher habe ich auch Versuche mit Tieren – meist waren das Laborratten – durchgeführt, um die Auswirkungen bestimmter Behandlungen oder Eingriffe auf deren Gehirne zu untersuchen.

Noch immer finde ich es spannend, was es in so einem Gehirn alles zu zerlegen, zu messen und zu untersuchen gibt. Aber ich glaube inzwischen nicht mehr daran, daß es uns auf diese Weise jemals gelingt zu verstehen, wie ein Gehirn, gar ein menschliches Gehirn, funktioniert. Im Gegenteil: Diese Art von Forschung verleitet uns dazu, immer gerade das, was wir besonders gut zerlegen, messen und untersuchen können, als besonders wichtig für die Funktionsweise des Gehirns zu erachten. Und weil die Forscher das, was ihnen besonders wichtig erscheint, auch besonders gern weitergeben und weil die Medien solche Neuigkeiten besonders gern verbreiten, glauben über kurz oder lang immer mehr Menschen, daß Glück durch eine verstärkte Endorphinausschüttung, Harmonie durch viel Serotonin und Liebe durch bestimmte Peptide im Hirn entsteht, daß die Amygdala für die Angst, der Hippokampus für das Lernen und die Großhirnrinde für das Denken verantwortlich sind. All das dürfen Sie, falls Sie jemals davon gehört haben, getrost vergessen. Nicht anders verhält es sich mit all jenen Meldungen, die bestimmte genetische Anlagen für das verantwortlich machen wollen, was in Ihrem Hirn geschieht. Es gibt keine Faulheitsgene, Intelligenzgene, Melancholiegene, Suchtgene oder Egoismusgene. Was es gibt, sind unterschiedliche Anlagen, charakteristische Prädispositionen (Veranlagungen) und spezifische Vulnerabilitäten (Anfälligkeiten). Was aber letztendlich daraus wird, hängt von den jeweils vorgefundenen Entwicklungsbedingungen ab.

Sehr hinderlich für das Verständnis dessen, was in unserem Hirn geschieht, ist jedoch nicht nur die Überbewertung bestimmter, mit den Siebenmeilenstiefeln modernster Techniken erzielter Teilerkenntnisse, sondern auch das notorische Herumschleppen alter und längst zu eng gewordener Schuhe. Früher einmal entwickelte und aus gewissen Gründen während eines bestimmten Zeitraums als besonders zutreffend bewertete Vorstellungen werden anschließend oftmals wie ein Dogma vertreten und verbreitet. Meist von einer besonders geachteten und bewunderten Autorität in die Welt gesetzt, halten sich diese Ideen bisweilen jahrzehntelang. Wenn solche Modelle die Realitäten zutreffend beschreiben, ist dagegen nichts einzuwenden. Da das aber nur sehr selten der Fall ist, werden die meisten Theorien mit der Zeit zu einem immer schwerer zu tragenden Hemmschuh, der vor allem ganz vorn ganz furchtbar drückt.

Auch ich bin, wie viele andere Hirnforscher, lange mit solchen alten Schuhen herumgelaufen. Am längsten und am stärksten gedrückt hat mich dabei das Dogma von der Unveränderlichkeit der einmal im Gehirn entstandenen Verschaltungen. Es stammt von einem Pionier der Hirnforschung, Raymond y Cajal. Er hatte zu Beginn des 20. Jahrhunderts mit neuen Färbetechniken herausgefunden, daß das Gehirn kein diffuser Brei (ein sogenanntes Synzytium) ist, sondern aus einer Unmenge von Nervenzellen besteht, die mit ihren vielfach verzweigten Fortsätzen miteinander in Kontakt stehen. Er konnte an seinen gefärbten Hirnschnitten zeigen, daß dieses ganze Gestrüpp von Fortsätzen während der Hirnentwicklung immer dichter wird und daß es sich später, im Alter, wieder mehr oder weniger stark aufzulichten beginnt. Diese Vorstellung wurde von den späteren Hirnforschern übernommen und bestimmte fast ein Jahrhundert lang das Denken der meisten Neurobiologen, Psychologen und Psychiater und hat sich in weiten Kreisen der Bevölkerung als Grundüberzeugung verfestigt.

Inzwischen hat sich herausgestellt, daß das Gehirn auch im Erwachsenenalter noch in hohem Maß strukturell formbar ist. Zwar können sich Nervenzellen nach der Geburt nicht mehr teilen (bis auf wenige Ausnahmen), sie sind jedoch zeitlebens in der Lage, ihre komplexen Verschaltungen an neue Nutzungsbedingungen anzupassen.

Der beim Menschen wichtigste und für die Nutzung der im Gehirn angelegten neuronalen Netzwerke und Nervenzellverschaltungen am nachhaltigsten wirksame Einfluß ist besonders schlecht zu messen. Er läßt sich am Zutreffendsten mit dem Begriff *Erfahrung* umschreiben. Gemeint ist damit das im Gedächtnis eines Individuums verankerte Wissen über die in seinem bisherigen Leben entweder besonders erfolgreich oder besonders erfolglos eingesetzten, in dieser Weise immer wieder bestätigt gefundenen und deshalb auch für die Lösung zukünftiger Probleme als entweder besonders geeignet oder eben ungeeignet bewerteter Strategien des Denkens und Handelns. Solche Erfahrungen sind immer das Resultat der subjektiven Bewertung der eigenen Reaktionen auf wahrgenommene und als bedeutend eingeschätzte Veränderungen der Außenwelt. Sie unterscheiden sich darin von allen (passiven) Erlebnissen und (passiv) übernommenen Kenntnissen und Fertigkeiten, denen kein oder noch kein Bedeutungsgehalt für die eigene Lebensbewältigung beigemessen wird. Aufgrund der normalerweise bereits während der frühkindlichen Entwicklung stattfindenden und im späteren Leben aktiv vollzogenen Einbettung des Menschen in ein immer komplexer werdendes soziales Beziehungsgefüge sind die wichtigsten Erfahrungen, die ein Mensch im Lauf seines Lebens machen kann, psychosozialer Natur.

Es hat lange gedauert, bis mir das endlich klar wurde und bis ich verstanden hatte, daß das, was uns bei all unseren Entscheidungen leitet, nicht unser Geist oder unser Bewußtsein ist, auch nicht all unser auswendig gelerntes oder von fragwürdigen Quellen übernommenes Wissen, sondern die Erfahrungen, die wir während unserer bisherigen Entwicklung gesammelt haben. Die Erfahrungen, die ein Mensch im Lauf seines Lebens gemacht hat, sind fest in seinem Gehirn verankert, sie bestimmen seine Erwartungen, sie lenken seine Aufmerksamkeit in eine ganz bestimmte Richtung, sie legen fest, wie er das, was er erlebt, bewertet, und wie er auf das reagiert, was ihn umgibt und auf ihn einstürmt. In gewisser Weise sind diese individuell gemachten Erfahrungen also der wichtigste und wertvollste Schatz, den ein Mensch besitzt. Er kann ihn nicht nur für sich selbst nutzen, sondern – wenn er einmal die Erfahrung gemacht hat, daß Verschenken sehr viel Freude macht – auch versuchen, ihn an andere weiterzugeben. Das Besondere an diesem Erfahrungsschatz ist, daß er dadurch, daß man ihn benutzt und verteilt, nicht immer kleiner, sondern immer größer wird.

Und wenn man nun, so wie ich, als Hirnforscher in einer psychiatrischen Klinik arbeitet, macht man nicht nur immer wieder neue Erfahrungen, man macht sich auch so seine Gedanken. Man sieht in einer solchen Klinik Patienten, die von bestimmten Gefühlen beherrscht werden und die Fähigkeit verloren haben, diese Gefühle unter Kontrolle zu bekommen. Getrieben von einem bestimmten Gefühl, entwickeln diese Menschen bisweilen für den Außenstehenden irrwitzig erscheinende Vorstellungen. Manche fühlen sich verfolgt oder von fremden Mächten gelenkt, manche haben das Gefühl, sich aufzulösen und in verschiedene Persönlichkeiten zu zerfallen, manche entwickeln Allmachtsgefühle und halten sich womöglich für Gott oder für Napoleon, und wieder andere fühlen sich klein und nichtig oder sind zwanghaft darum bemüht, irgend etwas zu kontrollieren.

Auf der anderen Seite sieht man in einer solchen Klinik bisweilen auch Menschen, die keine Patienten sind, deren Denken und Handeln jedoch in ähnlicher Weise von bestimmten

Gefühlen gelenkt wird. Solche, die sich selbst für unentbehrlich und ihre Meinungen für allgemeingültig halten, und andere, die sich selbst geringschätzen und lieber den Mund halten oder immer nur das bestätigen, was die anderen sagen. Es gibt Menschen, die von dem Gefühl beherrscht sind, sie müßten Macht und Einfluß gewinnen, und die alles zu tun bereit sind, um diesem Ziel näher zu kommen, und es gibt solche, die einfach nur in Ruhe gelassen werden wollen und denen fast alles, was um sie herum geschieht, egal ist. Es gibt welche, die sich über alles Mögliche aufregen müssen, und solche, die ständig das dringende Bedürfnis nach Ablenkung haben. Manche können das immer wieder aufflackernde Gefühl einer inneren Unruhe und Unzufriedenheit nur noch mit maßlosem Essen oder mit Hilfe legaler, manchmal auch illegaler Drogen ersticken.

Nicht nur in einer Klinik, sondern überall gibt es Menschen, die sich selbstzerstörerisch, rücksichtslos, egoistisch, narzißtisch, gleichgültig, berechnend, streitsüchtig, wichtigtuerisch und verantwortungslos verhalten und damit immensen Schaden anrichten. In der Wirtschaft nennt man diese Schäden Reibungsverluste, und die Vermeidung dieser Reibungsverluste wird inzwischen von den Wirtschaftswissenschaftlern als die entscheidende Voraussetzung für jede weitere Steigerung des Bruttosozialprodukts in den Industriestaaten betrachtet. Fragt man diese Zeitgenossen, warum sie sich an der Arbeit, zu Hause und im Zusammenleben mit anderen Menschen so destruktiv und selbstsüchtig verhalten, so stellt man meist fest, daß sie es auch nicht wissen. Sie haben eben das Gefühl, daß sie sich so und nicht anders verhalten müssen und daß das, was sie tun und denken, für sie schon irgendwie richtig ist. Es ist also nichts weiter als ein Gefühl.

Und deshalb finde ich es sehr spannend, der Frage etwas genauer nachzugehen, woher diese starken, das Denken und Handeln vieler Menschen bestimmenden Gefühle kommen. Erst seit wenigen Jahren sind »emotionale Intelligenz« und das »Netz der Gefühle« aufregende und heiß diskutierte Themen geworden. Auch die Psychologen und Psychoanalytiker geben sich inzwischen nicht mehr damit zufrieden, einfach nur festzustellen, daß frühe Erfahrungen spätere Grundhaltungen und Gefühle maßgeblich bestimmen, sondern sie wollen inzwischen auch wissen, wie diese Erfahrungen im Hirn verankert werden. Sie wollen wissen, wie und unter welchen Umständen es möglich ist, diese Engramme durch neue Erfahrungen zu überschreiben, wie ein einmal entwickeltes Gefühl verändert und durch ein neues ersetzt oder überlagert werden kann. Mit diesen neuen Fragen ist in den letzten Jahren ungemein viel in Bewegung gekommen, auch oder gerade im Bereich der Hirnforschung.

Nun durchläuft jede Wissenschaftsdisziplin während ihrer Entwicklung bestimmte Phasen. In jeder dieser Phasen gelangt sie zu einer gewissen Erkenntnis der Phänomene, die sie untersucht. Sie baut auf der Grundlage ihres bis dahin erlangten Verständnisses und des bis dahin akkumulierten Wissens ein bestimmtes Gedanken-(Theorie-)Gebäude auf. Dieses Gebäude ist zunächst noch mehr oder weniger wackelig. Es wird deshalb durch gezielte Suche nach festen Bausteinen stabilisiert, durch verschiedene organisatorische Maßnahmen gefestigt und so gut wie möglich vor destabilisierenden Einflüssen störender Ideen und Vorstellungen geschützt. Was sich so allerdings nie ganz verhindern läßt, ist weiteres Wissen, das zwangsläufig dazukommt, wenn weiter an bestimmten Fragen gearbeitet, über Zusammenhänge nachgedacht und nach Lösungen gesucht wird. Dieses neue Wissen muß irgendwie in das alte Denkgebäude eingebaut werden, und solange das gelingt, ist alles gut und das Gebäude bleibt noch eine Zeitlang stehen, wenngleich es allmählich immer eklektizistischere Gestalt in Form von Anbauten, Giebeln, Türmchen, Nebengelassen und Abstellräumen annimmt. Irgendwann jedoch wird das ganze Gebäude so schwer begeh-(begreif-)bar und paßt nur noch so schlecht in die Landschaft, daß ein drastischer Umbau oder sogar eine Neukonstruktion des ganzen bisher aufgetürmten Theoriegebäudes unvermeidbar wird. Das sind

Umbruchphasen, und in diesen Phasen wird ein altes, bisher für allein seligmachend gehaltenes Paradigma durch ein neues ersetzt, das die Möglichkeit bietet, das bisherige Wissen noch immer als gültiges Wissen zu nutzen, es aber in ein neues Gedankengebäude einzuordnen, das auch dem neuen Wissen Raum bietet, weil es übergreifender, umfassender, einfach weiter ist als das alte. Diese Umbruchphasen sind die spannendsten Phasen in der Entwicklung einer Wissenschaftsdisziplin, weniger für diejenigen, die es sich im alten Haus gerade so recht bequem gemacht hatten, sondern eher für all jene, denen das alte Haus zu eng, zu muffig und zu unübersichtlich geworden ist.

Die klassischen Naturwissenschaften (Astronomie, Mathematik, Physik und Chemie) haben derartige Paradigmenwechsel bereits hinter sich. Sie sind alle durch eine Phase gegangen, in der sie zunächst die beobachtbaren Phänomene gesammelt, beschrieben und sortiert haben. Dann wurden die Dinge in alle Einzelteile zerlegt, und wo das ging, wurden die Eigenschaften dieser Teile so genau wie möglich untersucht. Nachdem man lange genug vergeblich versucht hatte, das Ganze aus der immer genaueren Kenntnis seiner Teile zu verstehen, war irgendwann eine Stufe erreicht, auf der einzelne begannen, nun auch gezielt nach den unsichtbaren Kräften und Dimensionen zu suchen, die hinter den objektiv beobachtbaren und meßbaren Phänomenen verborgen waren. Namen wie Kopernikus, Kepler, Schrödinger, Einstein, Bohr, Heisenberg und Planck markieren diese Wendepunkte unseres Weltverständnisses auf der Ebene der klassischen Naturwissenschaften. Da es jedoch den meisten Menschen völlig egal ist, daß die Newtonschen Gesetze nur dort gelten, wo es nicht zu groß und nicht zu klein ist, daß es gekrümmte Räume gibt, daß die Zeit nur relativ ist und Wellen und Teilchen ineinander übergehen können, haben sich diese neuen Betrachtungsweisen nicht allzusehr auf unser Leben und unser Selbstverständnis ausgewirkt.

Anders verhält es sich jedoch mit der Biologie, der Wissenschaft vom Leben, oder gar mit der Hirnforschung, bei der sich jetzt ebenfalls eine solche Wende abzuzeichnen beginnt. Nun ist die Biologie noch eine relativ junge naturwissenschaftliche Disziplin, und ihr Gegenstand, das Leben in all seinen vielfältigen Formen, ist so komplex, daß die Biologen in vielen Gebieten noch immer beim Sammeln, Beschreiben und Sortieren sind. In manchen Bereichen sind sie bereits zum Zerlegen übergegangen und haben begonnen, die Eigenschaften der einzelnen Teile so genau wie möglich zu erfassen. Sie sind dabei bis auf die Ebene einzelner Moleküle vorgedrungen, haben den genetischen Code entschlüsselt und eine Unmenge von Signalen, Signalstoffen und deren Rezeptoren entdeckt, mit deren Hilfe Informationen innerhalb von Zellen, zwischen Zellen und Organen und schließlich auch zwischen Organismen ausgetauscht werden. Sie können zum Teil schon genau beschreiben, wie sich bestimmte Lebensformen im Lauf der Stammesgeschichte entwickelt haben, wie die dafür erforderliche Information an die Nachkommen weitergegeben und wie sie zur Herausformung bestimmter körperlicher Merkmale während der Entwicklung des einzelnen Individuums genutzt wird.

All das sind wichtige Erkenntnisse, die ganz wesentlich dazu beigetragen haben, daß wir heute so gut wie nie zuvor in der Menschheitsgeschichte verstehen, wie wenig sich menschliche Zellen von den Zellen anderer Lebewesen, sich menschliche Organe von den Organen anderer Säugetiere, wie wenig sich menschliche Verhaltensweisen von den Verhaltensweisen unserer tierischen Verwandten unterscheiden. »Nackte Affen« hat uns Desmond Morris[*] deshalb genannt und uns damit noch einmal drastisch vor Augen geführt, worauf uns schon Darwin hingewiesen hatte und was wir nur so ungern wahrhaben wollen: daß wir nur ein Teil – in mancher Hinsicht sogar nur ein recht dürftig ausgestatteter Teil – der Natur sind, kein allmächtiges Geschöpf, und erst recht nicht Mittelpunkt

---

[*]   Morris, Desmond (1970): Der nackte Affe. Neuaufl. München, 1992.

der Welt, sondern, wie alle anderen, eingebettet in die Natur, von ihr abhängig und mit ihr verwachsen.

Und das ist eben das Besondere, wodurch sich die Erkenntnisse der Biologen oder gar der Hirnforscher von den Erkenntnissen der klassischen Naturwissenschaftler unterscheiden: Sie liefern uns nicht nur, so wie alle anderen Naturwissenschaften auch, immer neues, praktisches, nutzbares Wissen, um die Welt zu erkennen und sie nach unseren Vorstellungen zu gestalten. Sie fördern dabei zwangsläufig auch immer mehr Wissen über uns selbst zutage, Wissen, das uns hilft, uns in uns selbst zurechtzufinden, uns selbst und unsere Stellung, auch unsere Rolle in der Natur zu erkennen.

Wie so viele Biologen und Hirnforscher habe auch ich mich lange in dem von den klassischen Naturwissenschaften übernommenen Denkgebäude bewegt. Dort war nur eine Frage erlaubt: Wie ist das Gehirn aufgebaut und wie funktioniert es?

Wenn nun aber die Struktur und damit auch die Funktion unseres Gehirns ganz entscheidend davon abhängt, wie und wozu wir es benutzen und bisher benutzt haben, lautet dann nicht die entscheidende Frage, wie und wozu wir es benutzen *sollten,* damit die in unserem Gehirn angelegten Möglichkeiten auch wirklich in vollem Umfang entfaltet werden können? In dieser Bedienungsanweisung für ein menschliches Gehirn mache ich den Versuch, diese Frage zu beantworten. Ich stütze mich dabei auf Erkenntnisse aus dem Bereich der Hirnforschung, die erst in den letzten Jahren gewonnen wurden und die ganz entscheidend dazu beigetragen haben, daß sich heute besser als je zuvor abschätzen läßt, worauf es bei der Nutzung unseres Gehirns ankommt.

Jahrzehntelang war man davon ausgegangen, daß die während der Hirnentwicklung ausgebildeten neuronalen Verschaltungen und synaptischen Verbindungen unveränderlich seien. Heute weiß man, daß das Gehirn zeitlebens zur adaptiven Modifikation und Reorganisation seiner einmal angelegten Verschaltungen befähigt ist und daß die Herausbildung und Festigung dieser Verschaltungen ganz entscheidend davon abhängt, wie und wofür wir unser Gehirn benutzen.

Vor einigen Jahren konnte sich noch kein Hirnforscher vorstellen, daß das, was wir erleben, in der Lage wäre, die Struktur des Gehirns in irgendeiner Weise zu verändern. Heute sind die meisten von ihnen davon überzeugt, daß die im Lauf des Lebens gemachten Erfahrungen strukturell im Gehirn verankert werden.

Bisher hielt man es für völlig selbstverständlich, daß der Mensch sein großes Gehirn zum Denken besitzt. Forschungsergebnisse der letzten Jahre haben jedoch deutlich gemacht, daß der Bau und die Funktion des menschlichen Gehirns in besonderer Weise für Aufgaben optimiert sind, die wir unter dem Begriff »psychosoziale Kompetenz« zusammenfassen. Unser Gehirn ist demnach weniger ein Denk- als vielmehr ein *Sozialorgan*.

Noch bis vor wenigen Jahren schien den Hirnforschern alles suspekt, was mit Gefühlen zusammenhing. Inzwischen beginnen sie zu verstehen, welche Bedeutung Gefühle nicht nur für die Ausrichtung von Wahrnehmungs- und Denkprozessen besitzen, sondern auch wie frühe Erfahrungen im Gehirn verankert werden und wie sehr sie spätere Grundhaltungen und Überzeugungen bestimmen.

Fast ein ganzes Jahrhundert lang wurde heftig darüber gestritten, ob das Denken, Fühlen und Handeln des Menschen stärker von angeborenen Verhaltensprogrammen oder von den im Lauf des Lebens gemachten Erfahrungen bestimmt wird. Heute setzt sich auf seiten der Verfechter der psychischen und psychosozialen Determiniertheit menschlichen Verhaltens allmählich die Einsicht durch, daß das Fühlen, Denken und Handeln des Menschen eine materielle, das heißt neurobiologische Grundlage hat. Andererseits müssen die Anhänger der biologischen Determiniertheit psychischer Erscheinungen inzwischen eingestehen, daß die psychische Verarbeitung sozialer Erfahrungen zumindest beim Menschen von erheblicher Bedeutung ist, und zwar sowohl für die Stabilisierung bestimmter genetischer Anlagen innerhalb einer Population wie auch für die Herausbildung bestimmter neuronaler und synaptischer Verschaltungsmuster im Gehirn.

Viele dieser neuen Erkenntnisse sind mit der Flut wissenschaftlicher Publikationen auf dem Gebiet der Hirnforschung an den potentiellen Nutzern, an Ärzten, Therapeuten und Erziehern, weithin unbemerkt vorbeigerauscht. Sie fanden kein besonderes Echo in den Medien, und bis sie in den Schulbüchern stehen, werden wohl noch Jahre vergehen. Wenn so viele Menschen von dem, was in ihrem Kopf und in den Köpfen ihrer Mitmenschen vorgeht, entweder nichts oder nur sehr wenig verstehen, ist sowohl das Schreiben wie das Lesen einer Bedienungsanleitung für ein menschliches Gehirn weder ein leichtes noch ein ungefährliches Unterfangen. Ich habe mich darum bemüht, den Text so abzufassen, daß das Komplizierteste gleich am Anfang, also bereits in diesen Vorbemerkungen steht. Wenn Sie bis hierher gekommen sind, ist der Rest ein Kinderspiel.

Aber Vorsicht: Aus diesem Spiel kann sehr schnell Ernst werden. Möglicherweise bleibt dann nichts mehr so, wie es einmal war. Auch nicht Ihr Gehirn.

Überblick _____

Diese Bedienungsanleitung ist nichts für Menschen, die sich vor Veränderungen fürchten.

Viele Menschen haben sich im Lauf ihres Lebens mehr oder weniger dicke Scheuklappen und unterschiedlich getönte Brillen aufgesetzt. Auf diese Weise gelingt es ihnen oft, sehr lange nicht zu bemerken, daß etwas um sie herum passiert, was sie eigentlich zwingt, sich zu verändern. Bei diesen geistigen Brillen und emotionalen Scheuklappen handelt es sich um bisweilen notwendige Sicherheitsvorkehrungen und Schutzeinrichtungen, die aber immer dann entfernt werden müssen, wenn man sein Gehirn einmal wirklich frei benutzen will. Es ist daher zwingend erforderlich, diese Vorrichtungen zumindest so lange abzunehmen, wie diese Bedienungsanleitung gelesen wird. Da das nicht nur ungewohnt, sondern anfangs auch etwas unbequem ist, wird im ersten Kapitel beschrieben, wie man sein Gehirn zumindest eine Zeitlang von allem befreit, was den unbefangenen, klaren Blick trübt. Wenn Sie die restlichen Kapitel gelesen haben, wird ihnen ohnehin die Lust vergangen sein, freiwillig wieder mit den alten Brillen und Scheuklappen herumzulaufen.

Wofür ein Gehirn benutzt werden kann, hängt zwangsläufig davon ab, wie es aufgebaut ist. Und wie ein Gehirn aufgebaut ist, ist wiederum davon abhängig, wofür es bisher gebraucht wurde, und zwar nicht nur von dem jeweiligen Besitzer, sondern auch von dessen Vorfahren, die die entsprechenden Konstruktionspläne in Form bestimmter genetischer Anlagen ausprobiert haben und – wenn sie einigermaßen funktionierten – an ihre Nachkommen weitergeben konnten. Aber ein Konstruktionsplan ist noch lange kein fertiges Gehirn. Damit daraus erneut ein funktionsfähiges Gehirn werden kann, muß von der jeweiligen Elterngeneration auch all das an ihre Nachkommen mitgeliefert werden, was für die Verwirklichung dieses Konstruktionsplans unbedingt erforderlich ist. Für einfache programmgesteuerte Konstruktionen, mit denen Würmer, Schnecken und Insekten herumkriechen, ist das nicht sehr viel. Die mit den notwendigen Bausteinen ausgestatteten Eier müssen lediglich an einem für die Entwicklung der Nachkommen geeigneten Ort abgelegt werden. Der Rest funktioniert dann meist von selbst.

Die meisten Wirbeltiere besitzen bereits initial programmierbare Konstruktionen, also Gehirne, die anfangs noch durch eigene Erfahrungen in gewissem Umfang formbar sind. Hier kommt es zusätzlich noch darauf an, daß die Eltern während der Phase der Hirnentwicklung ihrer Nachkommen Bedingungen schaffen und aufrechterhalten, unter denen von den Nachkommen all das gelernt werden kann, worauf es im späteren Leben einmal ankommt. Das ist schon schwieriger, funktioniert aber normalerweise problemlos, solange die Welt, in die diese Nachkommen hineinwachsen, sich nicht allzusehr verändert.

Nicht viel anders verhält es sich mit genetischen Konstruktionsplänen, die die Herausbildung eines zeitlebens programmierbaren und damit auch zeitlebens lernfähigen Gehirns ermöglichen. So ein Gehirn hat nur der Mensch, und zwar seit etwa 100 000 Jahren. Seit ungefähr 4000 aufeinanderfolgenden Generationen hat sich also nichts Wesentliches mehr an der Fähigkeit unserer genetischen Anlagen geändert, ein Gehirn herauszubilden, dessen Feinkonstruktion zeitlebens dadurch bestimmt wird, wie und wozu ein Mensch es benutzt. Jede neue Generation mußte demzufolge innerhalb der von ihren Eltern und deren Vorfahren gestalteten Lebensbedingungen immer wieder neu lernen, worauf es im Leben ankommt. Das war manchmal sehr viel, manchmal aber auch recht wenig. Es gab Zeiten und Regionen, in denen es Menschen über mehrere Generationen hinweg gelang, besonders günstige Bedingungen für die Herausbildung hochkomplexer, stark vernetzter Gehirne zu schaffen und aufrechtzuerhalten. Aber es gab zu anderen Zeiten und in anderen Regionen immer auch Bedingungen, die dazu führten, daß das genetische Potential zur Ausbildung eines hochkomplexen, vielfach vernetzten Hirns nicht in diesem Ausmaß genutzt werden konnte. Auch daran hat sich bis heute nichts geändert. Noch heute gibt es Menschen, die das Glück haben, in eine Welt hineinzuwachsen, die ihnen die Möglichkeit bietet, ihre genetischen Potenzen zur Ausbildung eines zeitlebens lernfähigen Gehirns weitgehend auszuschöpfen, und es gibt andere, die einfachere Lösungen finden oder finden müssen, um ihr Überleben und das ihrer Nachkommen zu sichern.

Wie verschieden also Gehirne, besonders die von uns Menschen, tatsächlich sein können, weshalb sie so verschieden sind und wie sehr die einmal im Hirn entstandenen Verschaltungen die weiteren Nutzungsmöglichkeiten bestimmen, wird im zweiten Kapitel dargestellt. Hier wird auch erstmals deutlich gemacht, was ein menschliches Gehirn gegenüber allen programmgesteuerten Konstruktionen auszeichnet: die zeitlebens vorhandene Fähigkeit, einmal im Hirn entstandene Verschaltungen und damit die von ihnen bestimmten Denk- und Verhaltensmuster, selbst scheinbar unverrückbare Grundüberzeugungen und Gefühlsstrukturen, wieder zu lockern, zu überformen und umzugestalten. Deshalb ist nur ein menschliches Gehirn in der Lage, einmal entstandene Programme wieder aufzulösen oder zu überschreiben, sobald sie die weitere Entfaltung der geistigen und emotionalen Potenzen zu behindern beginnen.

Wie alle lernfähigen Gehirne ist auch das Gehirn des Menschen am tiefstgreifenden und am nachhaltigsten während der Phase der Hirnentwicklung programmierbar. Die wichtigsten Installationen in Ihrem Hirn sind also bereits, lange bevor Sie diese Bedienungsanleitung lesen konnten, erfolgt. Wichtige, während der frühen Kindheit und im Jugendalter gemachte Erfahrungen haben zur Stabilisierung bestimmter neuronaler Verschaltungen geführt. Diese einmal gebahnten Verschaltungsmuster sind auch im späteren Leben besonders leicht durch gewisse Wahrnehmungen und Erlebnisse aktivierbar und werden dann bestimmend für das, was »in uns vorgeht«, wie wir in bestimmten Situationen fühlen, denken und handeln. Das geschieht meist unbewußt und wie von einem inneren Programm gesteuert.

Um derartige Programmierungen später wieder auflösen zu können, müssen sie als bereits erfolgte Installationen bewußt gemacht und erkannt werden. Darum geht es im dritten Kapitel. Hier wird zunächst beschrieben, welche Entwicklungsbedingungen erforderlich sind, um die genetischen Potenzen zur Ausbildung eines hochkomplexen, vielfach vernetzten und zeitlebens lernfähigen Hirns optimal nutzen zu können. Da nur wenige Menschen das Glück haben, während ihrer Kindheit und Jugend solche Bedingungen tatsächlich vorzufinden, werden wir uns in diesem Abschnitt auch mit den Spuren befassen, die weniger optimale oder gar unzulängliche Entwicklungsbedingungen im Gehirn hinterlassen können.

Ein zeitlebens lernfähiges Gehirn ist auch lebenslänglich veränderbar. Auch die während der Phase der Hirnentwicklung möglicherweise entstandenen einseitigen, unbalancierten oder defizitären Installationen sind daher in gewissem Umfang auch noch im erwachsenen Zustand korrigierbar. Wie solche Korrekturen erfolgen können, wird im vierten Kapitel beschrieben. Das Ziel all dieser Korrekturmaßnahmen ist die Wiederherstellung eines verlorengegangenen inneren Gleichgewichts. Oft sind im Verlauf der bisherigen Entwicklung Ungleichgewichte zwischen Offenheit und Abgrenzung gegenüber der äußeren Welt entstanden. Es kann die Abhängigkeit von bestimmten Bezugspersonen ebenso übermäßig ausgebildet worden sein wie das Bestreben nach Autonomie. Fühlen und Denken bilden dann nur noch selten eine Einheit und geraten allzuleicht in Widerspruch. All diese »Schieflagen« sind meist jahre-, oft sogar jahrzehntelang stabilisiert worden und haben die bisherigen Nutzungsbedingungen des Gehirns ganz wesentlich bestimmt, genauer: eingeschränkt. Da unter diesen Bedingungen keine Weiterentwicklung möglich ist, wird die Korrektur dieser Installationsdefizite zur entscheidenden Voraussetzung für die Ausbildung eines hochkomplexen, vielfach vernetzten und zeitlebens änderungsfähigen Gehirns.

Nichts im Hirn bleibt so, wie es ist, wenn es nicht immer wieder so genutzt wird wie bisher. Und nichts im Hirn kann sich weiterentwickeln und zunehmend komplexer werden, wenn es keine neuen Aufgaben zu lösen, keine neuen Anforderungen zu bewältigen gibt. Das sind die beiden Kernaussagen, die das zusammenfassen, was im fünften Kapitel unter der Überschrift »Unterhaltungs- und Wartungsmaßnahmen« beschrieben wird. Wäre ein menschliches Gehirn nichts weiter als ein kompliziertes Denk- und Erinnerungsorgan, dann sollte es durch intellektuelle Ratespiele und das Auswendiglernen von Telefonbüchern am besten zu unterhalten und zu warten sein. Wäre es nichts weiter als ein zentrales Koordinationsorgan zur Steuerung vitaler Körperfunktionen und komplexer Bewegungsabläufe, müßte es durch Abhärtungsprogramme und Leibesübungen trainiert und stimuliert werden. Diente das Gehirn in erster Linie dem Zweck, Wahrnehmungen aus unserer äußeren Lebenswelt und unserer inneren Körperwelt zu verarbeiten und entweder in unspezifische Bilder, Gefühle und Träume oder aber in spezifische Reaktionen umzusetzen, dann käme es vor allem darauf an, diese Fähigkeit zur Wahrnehmung und Verarbeitung des Wahrgenommenen zu schulen und fortzuentwickeln. Und wenn wir unser großes, lernfähiges Gehirn vor allem deshalb hätten, um uns gegenüber anderen zu behaupten, so wäre es ratsam, nach immer besseren Strategien zu suchen, um andere Menschen zu übertreffen, übers Ohr zu hauen, zu hintergehen, zu unterwerfen oder sonstwie für unsere Zwecke auszunutzen.

Auch wenn es in der Vergangenheit immer wieder so aussah und vielfach auch so dargestellt worden ist, als käme es bei der Benutzung des Gehirns auf die eine oder andere dieser vielen Fähigkeiten ganz besonders an, so läßt sich vom heutigen Stand der Erkenntnisse zweifelsfrei festhalten, daß es auf alles gleichermaßen ankommt. Das Kunststück bei der Bedienung unseres Gehirns besteht also darin, daß wir versuchen müssen, immer wieder Bedingungen zu schaffen, die es nicht nur möglich, sondern sogar erforderlich machen, all diese verschiedenartigen Fähigkeiten unseres Gehirns möglichst gleichzeitig zu benutzen und gleichermaßen auszubauen. Was das für Bedingungen sein könnten, wo man sie findet und wie man sie für die Unterhaltung und Wartung eines menschlichen Gehirns nutzen kann, wird im fünften Kapitel, dem Hauptteil dieser Bedienungsanleitung, ausführlich dargestellt.

Alles, was kompliziert aufgebaut ist, reagiert auch sehr empfindlich auf Störungen. Das Gehirn ist das komplizierteste Organ, das wir besitzen. Wenn es gelingt, daraus ein menschliches Gehirn zu entwickeln und es als solches trotz der enormen Störanfälligkeit dieses Prozesses zu bewahren, so grenzt das fast an ein Wunder. Viel wahrscheinlicher ist es, daß das Gehirn des Menschen durch ungünstige Entwicklungs- und Nutzungsbedingungen an der vollen Entfaltung seiner Möglichkeiten gehindert wird. Das sechste und letzte Kapitel befaßt sich mit den wichtigsten dieser normalerweise immer wieder auftretenden Störfälle. Der häufigste Grund dafür sind gravierende Bedienungsfehler. Zu solchen Bedienungsfehlern kommt es meist schon sehr früh, also bereits zu einem Zeitpunkt, wenn in erster Linie die Eltern und andere frühe Bezugspersonen darüber bestimmen, wie und wofür man sein Gehirn benutzt. Später erweitert sich der Kreis anderer Menschen, die die Art der Nutzung des eigenen Hirns beeinflussen. Von diesen anderen Menschen werden all jene Vorstellungen übernommen, die besonders geeignet erscheinen, um sich in der Welt, in die man hineinwächst, zurechtzufinden. Die Art und Weise, wie man sein Gehirn benutzt, hängt also nicht nur von den Anforderungen ab, die ein Mensch in seiner

Lebenswelt zu bewältigen hat, sondern auch davon, welche Vorstellungen anderer Menschen er zur Bewältigung dieser Anforderungen angeboten bekommt und übernehmen kann. Die Welt, in die die meisten Menschen hineinwachsen, ist eine mit den Maßstäben von vorangegangenen Generationen mehr oder weniger bewußt gestaltete Welt. Das ist nicht zwangsläufig auch eine besonders menschliche Welt und deshalb auch nicht zwangsläufig eine Welt, in der optimale Bedingungen für die Entwicklung eines menschlichen Gehirns herrschen. Je weniger diese Voraussetzungen erfüllt sind, desto stärker ist die heranwachsende Generation gezwungen, Bedienungsfehler bei der Benutzung ihres Hirns zu machen. Dann wird das Wunder der Herausbildung eines menschlichen Gehirns immer seltener, und über kurz oder lang wird das, was am häufigsten passiert, der Störfall, zum Normalfall erklärt. Und wenn dieser Punkt erreicht ist, bleiben uns nur noch drei Möglichkeiten: (1) an der Allmacht unseres Schöpfers zu zweifeln, (2) die genetischen Anlagen so zu verändern, daß die von ihnen hervorgebrachten Gehirne besser in die gegenwärtigen Verhältnisse passen, oder (3) die gegenwärtig herrschenden Verhältnisse so zu verändern, daß sie die Ausbildung immer menschlicherer Gehirne ermöglichen. Die erste dieser Möglichkeiten haben wir schon weitgehend abgearbeitet, die zweite probieren wir zur Zeit noch aus. Die unbequeme dritte Möglichkeit versuchen wir noch immer vor uns herzuschieben.

1 Entfernung von Verpackungsmaterial und Schutzvorrichtungen ⸺

Alles, was lebt, auch ein Gehirn, steckt in einem großen Dilemma. Es muß hinreichend offen sein, damit es all das aufnehmen kann, was es zu seinem Aufbau und zur Aufrechterhaltung seiner inneren Ordnung benötigt. Gleichzeitig muß es aber auch hinreichend verschlossen sein, um zu verhindern, daß Störungen aus der äußeren Welt in seine Innenwelt vordringen und die Stabilität der dort aufgebauten inneren Ordnung bedrohen. Vom Gehirn ist dieses Dilemma besonders raffiniert gelöst worden. Es kann seine Öffnungen zur Außenwelt besonders weit aufmachen, wenn es darauf ankommt, genauer zu erfahren, ob draußen etwas Bedrohliches passiert, und es kann sie auch ganz einfach zumachen, wenn ihm das, was draußen passiert, nicht besonders bedrohlich erscheint. Falls es doch einmal richtig gefährlich wird, hat es immer noch die Möglichkeit, sich unter Zuhilfenahme der Beine beziehungsweise Flügel seines Besitzers möglichst rasch davonzumachen oder sich mit Hilfe von dessen Zähnen und Klauen gegen einen Angriff auf seine innere Ordnung zu wehren.

Manche Gehirne sind in der Lage, bedrohliche Veränderungen der äußeren Welt sehr feinfühlig bereits dann wahrzunehmen, wenn sie sich gerade erst anbahnen und noch gar nicht eingetreten sind. Sie können das, was auf sie zukommt, vorausschauend abschätzen und sich deshalb viel früher und viel effektiver vor Bedrohungen ihrer inneren Ordnung schützen. Auf diese Weise gelingt es ihnen, Gefahren bereits im Vorfeld zu erkennen und abzuwenden. Sie können nach Lösungen suchen, bevor es zu spät ist. Da das aber auf Dauer recht anstrengend ist und allzuviel vorausschauendes Denken auch dazu führen kann, daß man ganz wirr im Kopf wird und am Ende womöglich sogar das Gras wachsen hört, macht das Gehirn normalerweise nur selten Gebrauch von dieser außergewöhnlichen antizipatorischen Fähigkeit. Lieber döst es vor sich hin, löst ab und zu einmal ein Kreuzworträtsel, läßt sich von Musik und bunten Bildern berieseln und verläßt sich darauf, daß schon alles gutgehen wird. Je länger ein Gehirn auf diese Weise benutzt worden ist, desto schwerer läßt es sich später wieder wachrütteln, wenn wirklich einmal etwas Wichtiges passiert.

Damit Sie mit dieser Bedienungsanleitung etwas anfangen können, müssen Sie Ihr Gehirn zunächst einmal aus dem Wattepolster herausholen, in das es normalerweise so schön bequem eingepackt ist. Am besten gelingt das mit dem Hinweis, daß es ansonsten ein für allemal mit der bisherigen Bequemlichkeit vorbei sei. Immer dann, wenn ein Gehirn so plötzlich ausgewickelt und aufgerüttelt wird, entsteht darin ein gewisses Durcheinander. Das ist recht unangenehm, weil es sich bis in den Körper hinein auswirkt. Unser Herz beginnt zu rasen, in der Magengegend breitet sich ein flaues Gefühl aus, wir bekommen einen Schweißausbruch und müssen womöglich aufs Klo. Streßreaktion nennt man das, was da passiert, und das Gefühl, das damit einhergeht, heißt Angst. Wenn Sie das erleben, ist Ihr Gehirn wirklich wach geworden. Es hat alle Sinneseingänge und -kanäle weit aufgemacht und versucht nun herauszufinden, woher die Störung seines inneren Gleichgewichts kommt und wie ihr zu begegnen ist.

Sobald es jedoch feststellt, daß in Wirklichkeit nichts weiter passiert ist, daß Sie ja eigentlich nur ein Buch lesen, wird sich Ihr Gehirn sofort wieder beruhigt in sein Wattebett zurückfallen lassen. Das können Sie nur verhindern, indem Sie ihm erklären, daß dieses Buch davon handelt, wie man ein menschliches Gehirn richtig bedient. Dann wird es sich schon wieder aufrappeln.

Jetzt fangen die Schwierigkeiten allerdings erst richtig an. Denn wenn Sie eine Bedienungsanleitung für ein *menschliches* Gehirn lesen, wird Ihr Hirn sofort befürchten, daß es mit der bequemen Art seiner bisherigen Bedienung nun ein für allemal vorbei ist. Es wird sich also zu Wort melden und versuchen, seine alte Ruhe durch allerlei Schutzbehauptungen wiederherzustellen.

Zuerst wird es erklären, daß es so viele Bücher gibt, in denen so viel Unsinn steht, daß es sich deshalb kaum lohnen wird, auch dieses Buch noch zu lesen. Wenn Sie ihm dann klargemacht haben, es gebe auch Ausnahmen, und es solle doch erst einmal abwarten, wird es als nächstes behaupten, ein Gehirn sei viel zu kompliziert, um zu verstehen, wie es zu benutzen ist. Es wird sich dabei auf die vielen Experten berufen, die immer wieder darauf hingewiesen haben, wie schwer, ja unmöglich es sei, mit Hilfe des Gehirns herauszufinden, wie unser Gehirn funktioniert. Wenn Sie Ihr Gehirn dann darauf hingewiesen haben, daß Sie gar nicht wissen wollen, wie es funktioniert, sondern wie man es *benutzt*, wird es sehr geschickt andeuten, daß das, was in dieser Bedienungsanleitung steht, auch sehr wohl falsch sein könnte. Dann bleibt Ihnen keine andere Möglichkeit mehr, als ihm Mut zu machen, es einfach darauf ankommen zu lassen. Versuchen Sie dabei, liebevoll und behutsam vorzugehen. Ihr Gehirn ist ängstlicher, als Sie denken. Vielleicht läßt es sich überzeugen, wenn Sie ihm erklären, daß es sicher noch viele andere Menschen gibt, die diese Bedienungsanleitung ebenfalls lesen werden.

2 Aufbau und Einsatzmöglichkeiten _____

Ein festsitzender Zellhaufen braucht kein Gehirn. Er kann sich weder dorthin bewegen, wo es besser ist, noch kann er sich davonmachen, wenn es brenzlig wird. Für ihn wäre ein Gehirn der reine Luxus, also etwas, womit er überhaupt nichts anfangen kann. Es könnte verkümmern und ihm irgendwann ganz und gar abhanden kommen, ohne daß er das überhaupt bemerken würde.

So ist es unseren Bandwürmern gegangen. Deren Vorfahren waren einmal recht bewegliche Würmer. Sie besaßen ein Nervensystem, das die Kontraktionen ihrer vielen Muskelzellen so koordinierte, daß sich der ganze Wurm fortbewegen konnte. Es war in der Lage, die von den Sinneseingängen eintreffenden Signale so zu verarbeiten, daß der Wurm zielsicher dorthin kriechen konnte, wo keine Gefahr drohte, wo es etwas zu fressen gab und wo gegebenenfalls sogar ein begattungsbereiter Partner zu finden war. Einigen dieser Würmer ist es später, als noch viel größere und kompliziertere Tiere entstanden waren, mit Hilfe ihres primitiven Hirns gelungen, einen besonders angenehmen Lebensraum zu finden: den Darm. Dort gab es Nahrung im Überfluß, und dort drohte, solange der Wirt lebte, keinerlei Gefahr. Sie verloren allmählich ihre Beweglichkeit. Außen an ihrem Kopf entwickelte sich ein Hakenkranz, mit dem Sie sich festhalten konnten, und drinnen verschwand all das, was in diesem Wurm-Schlaraffenland nicht mehr gebraucht wurde. Ohne es überhaupt zu bemerken, hatten sie nicht nur ihr ohnehin nicht sehr großes Gehirn verloren, sondern bald auch die Fähigkeit, überhaupt noch eines herauszubilden.

Wie den Bandwürmern ist es bisher auch allen anderen Parasiten gegangen. Erst benutzen sie ihr Hirn besonders schlau, um sich ein bequemes Leben zu machen, und wenn sie das endlich geschafft haben, fangen sie an zu verblöden. Eine Einsatzmöglichkeit für das Gehirn besteht also darin, sich damit einen Lebensraum zu erschließen, in dem gar kein Gehirn mehr gebraucht wird.

Mit dem Aufbau des Gehirns und seiner unterschiedlichen Bereiche verhält es sich nicht viel anders. Auch die Ausbildung einzelner, für bestimmte Leistungen zuständiger Regionen des Gehirns hängt davon ab, wofür man sein Gehirn braucht und deshalb auch benutzt. Nehmen wir zum Beispiel den Maulwurf. Dessen Vorfahren waren Insektenfresser und mußten deshalb zumindest einigermaßen gut sehen und umherspringen können. Da sie dabei ständig Gefahr liefen, von größeren Tieren gefressen zu werden, war es durchaus vorteilhaft, sich gelegentlich einfach einzugraben. Falls sie auch unter der Erde noch genug zu fressen fanden, hatten diese Urmaulwürfe bald keinen vernünftigen Grund mehr, überhaupt je wieder aufzutauchen. Sie buddelten ihre Gänge und fingen sich ihre Regenwürmer und was es sonst noch da unten gab. Zu sehen war in diesen dunklen Gängen nichts, aber gut riechen und hören mußte man können. Wer am seltensten Lust auf Licht und Sonne bekam und wer die größten Vorderschaufeln hatte, muß wohl am längsten gelebt und die meisten Nachkommen hinterlassen haben. Irgendwann waren die dann alle blind wie die Maulwürfe, hatten lange Nasen und so große Grabschaufeln, daß keiner mehr damit umherspringen konnte. Nutzlos, wie sie für ein solches Maulwurfleben geworden war, begann ihre Sehrinde zu verkümmern, dafür wurden diejenigen Bereiche ihres Gehirns, die zum Riechen und Hören gebraucht wurden, allmählich immer besser ausgebaut.

Das ist das Schicksal aller Spezialisten. Erst benutzen sie all ihre Sinne und ihr ganzes Gehirn, um eine Nische zu finden, in der es sich einigermaßen komfortabel leben läßt. Und wenn sie die endlich gefunden haben, paßt sich ihr Gehirn und ihr ganzer Körperbau von Generation zu Generation immer besser an die dort herrschenden Bedingungen an. Je einseitiger diese Bedingungen sind und je besser dieser Anpassungsprozeß gelingt, desto schwerer fällt es ihnen allerdings, später einmal wieder aus so einer Nische herauszukommen.

Eine zweite Einsatzmöglichkeit des Gehirns besteht also darin, sich damit einen Lebensraum zu erschließen, in dem bestimmte Teile des Gehirns besonders gebraucht und auf Kosten anderer, weniger benötigter Bereiche immer stärker entwickelt werden.

Die dritte Einsatzmöglichkeit ist die interessanteste, aber auch die schwierigste: Das Gehirn kann auch dazu benutzt werden, einen Lebensraum zu erschließen, der so komplexe Anforderungen an die Leistungen des Gehirns stellt, daß all seine Fähigkeiten gleichermaßen beansprucht und ausgebaut werden. Dieses Kunststück konnten im Verlauf der Evolution nur diejenigen vollbringen, denen es aus irgendwelchen Gründen nicht so recht gelungen war, eine spezielle Nische zu erobern und zu verteidigen, einen Lebensraum also, in dem es darauf ankam, entweder besonders gut sehen, besonders gut hören, besonders gut riechen, besonders gut laufen oder klettern oder aber besonders gut schwimmen oder fliegen zu können. Sie, die den Wettbewerb in all diesen Einzeldisziplinen verloren hatten, die von allem ein bißchen und nichts besonders gut konnten, diese scheinbaren Verlierer der Evolution bekamen als einzige die Chance, die weitere Entwicklung ihres Gehirns für möglichst viele Optionen offenzuhalten. Sie brauchten kein Gehirn, das zum Zeitpunkt der Geburt bereits so weit ausgereift war, daß sie sich damit so rasch wie möglich und so perfekt wie möglich in einen ganz bestimmten, hochspezifischen Lebensraum einfügen konnten. Ein strenges genetisches Programm, das die Gehirnentwicklung der Nachkommen all dieser Spezialisten in eine ganz bestimmte Richtung lenkte, war für diese »Alles-und-doch-nichts-richtig-Könner« ohne besonderen Nutzen. Beim großen Rennen um die besten Überlebensnischen hatten sie gewissermaßen den Startschuß verpaßt. Das Feld der Spezialisten war davongestürmt, und das Rennen war für die zu spät Gekommenen praktisch gelaufen. Hinterherlaufen war sinnlos. Sie konnten nur noch versuchen, so zu bleiben, wie sie waren, und auszuharren, bis die anderen sich mit ihrer Strategie, einzelne Teilleistungen und Fähigkeiten immer weiter auszubauen, verausgabt oder festgerannt hatten.

In der Tat gab es auf der Erde bald keinen Lebensbereich mehr, der nicht von irgendwelchen Spezialisten erschlossen und okkupiert worden war. Im Wasser, an Land und in der Luft breiteten sich die vielfältigsten Lebensformen aus, und die Welt wurde so bunt, vielgestaltig und vielstimmig, wie sie nie zuvor gewesen war. Damit begann sie sich aber auch in einem Tempo zu verändern, das es bisher noch nie gegeben hatte. Beides zusammen – die zunehmende Komplexität der äußeren Welt und die wachsende Dynamik der in dieser Welt stattfindenden Veränderungen – bot den Zurückgebliebenen die Chance, all die anderen Spezialisten zu überholen, ohne sie einzuholen. Erst jetzt, in dieser immer vielfältiger und immer veränderlicher werdenden Welt, erwies sich ein Gehirn von Vorteil, mit dem man sowohl riechen als auch sehen als auch hören als auch fühlen als auch schwimmen als auch laufen und klettern, ja womöglich sogar fliegen konnte.

Und so kam es, wie es kommen mußte. Die Spezialisten waren am Ende ihrer Kunst und ihrer Entwicklungsmöglichkeiten angelangt. Dafür machten sich die Generalisten, die alles ein bißchen und nichts besonders gut konnten und die es bisher nur mit viel Mühe geschafft hatten, sich in der Welt der Spezialisten zu behaupten, nun erst richtig auf den Weg. Es gab unglaublich viel zu entdecken in dieser von so vielen Hör-, Seh-, Riech- und sonstwie spezialisierten Künstlern gestalteten Welt, wenn man Ohren, Augen, Nasen und Haut gleichermaßen gut benutzen und das Gehörte, Gesehene, Gerochene und Gefühlte zu einem möglichst vollständigen Bild zusammenfügen, assoziieren konnte. Mit dieser Begabung ließen sich komplexe Veränderungen der äußeren Welt gleichzeitig auf mehreren Sinnesebenen erfassen und für vorausschauende, umsichtige Reaktionen nutzen. Und all das gelang natürlich um so besser, je weniger die im Gehirn angelegten Verschaltungen bereits von Anfang an durch genetische Programme vorbestimmt waren. So entstanden aus den ursprünglich noch streng programmgesteuerten Konstruktionen allmählich immer offenere, nicht mehr ausschließlich genetisch kontrollierte Verschaltungen. Bei ihnen wurden die endgültigen Verschaltungsmuster erst später, innerhalb der individuell vorgefundenen Nutzungsbedingungen stabilisiert. Aus programmgesteuerten wurden so zunächst initial und später sogar zeitlebens programmierbare Konstruktionen. Am Ende dieser Entwicklungsreihe entstand schließlich ein Gehirn, das in der Lage war, seine eigenen Nutzungsbedingungen festzulegen und sich damit gewissermaßen selbst zu strukturieren. Es konnte nun auf einmal selbst entscheiden, was aus ihm werden wollte. Mit einem solchen Gehirn haben sich unsere Vorfahren auf den Weg gemacht, eine Welt zu schaffen, in der sie die Bedingungen für die Benutzung ihres Gehirns nach ihren eigenen Vorstellungen gestalten konnten. Wie oft sie dabei auf Abwege geraten sind, läßt sich in den Geschichtsbüchern nachlesen.

2.1 Programmgesteuerte Konstruktionen: Gehirne von Würmern, Schnecken und Insekten

Die ersten, allerprimitivsten Nervensysteme sind von solchen Tieren entwickelt worden, denen es durch zufällige Programmänderungen ihrer genetischen Anlagen gelungen war, aus einem bloßen Haufen gleichartiger Zellen so etwas wie eine hohle Kugel zu machen. In dem flüssigkeitsgefüllten Hohlraum dieser Kugel entstand auf diese Weise eine eigene, innere Welt, die von den störenden Einflüssen der äußeren, fremden Welt weitgehend abgeschirmt war. Am Leben konnte eine solche kleine Zellkugel freilich nur so lange bleiben, wie sie imstande war, die in ihrem Inneren herrschenden Bedingungen auch dann noch aufrechtzuerhalten, wenn sich die äußere Welt in bedrohlicher Weise zu verändern begann. Das konnte nur gelingen, wenn alle Zellen ständig darüber informiert wurden, ob draußen in der Welt etwas Wichtiges passierte und ob drinnen, in ihrer inneren Welt, noch alles in Ordnung war.

Für dieses Problem gab es nur eine einzige Lösung, und die wurde irgendwann auch durch irgendeine zufällige Änderung des genetischen Programms gefunden. Einige der äußeren Hautzellen blieben in ihrer Entwicklung zurück, wanderten in den Zwischenraum zwischen äußerer und innerer Haut und bildeten Fortsätze aus, mit denen sie sowohl untereinander, mit der äußeren und der inneren Welt und mit den Zellen der Außen- und Innenhaut in Kontakt traten. Außen und innen waren damit verbunden, und der ganze Organismus konnte nun in einer konzertierten Aktion seiner Zellen auf all das reagieren, was seine innere Ordnung bedrohte. Diese allererste Funktion der allerersten Nervensysteme ist bis heute die entscheidende Aufgabe geblieben, die auch unser Nervensystem noch zu leisten hat: Aufrechterhaltung der inneren Ordnung.

Erforderlich war dafür zunächst nicht allzuviel, und tatsächlich erinnern die ersten Konstruktionspläne für derartige Nervensysteme noch sehr an den Aufbau des Regelsystems einer Klimaanlage, das dafür sorgt, die Temperatur, die Luftfeuchtigkeit und die Frischluftzufuhr im Innenraum eines Hauses konstant zu halten, egal ob es draußen friert und schneit oder ob brütende Hitze herrscht. Für diesen Zweck reicht eine einfache, programmgesteuerte Konstruktion mit entsprechenden Sensoren, die immer dann einen geeigneten gegenregulatorischen Mechanismus in Gang setzen, wenn der von ihnen gemessene Istwert vom Sollwert abzuweichen beginnt. So konstruierte Nervensysteme waren völlig ausreichend für das Leben in einer Welt, die sich nicht allzusehr veränderte, in der nichts Neues, Bedrohliches passierte. Manche dieser kleinen Kugeln kommen in der Welt, in der sie leben, noch heute ausgezeichnet damit zurecht. Manche, wie die Polypen und Quallen, haben auch erstaunlich vielfältige Formen entwickelt.

Die meisten sind jedoch im Lauf der Jahrmillionen zugrunde gegangen, weil es immer wieder zu Störungen in ihrer äußeren Welt kam, die sie mit ihrem primitiven Nervensystem nicht früh genug erkennen und auf die sie nicht effizient genug reagieren konnten. Aber es gab auch immer einige wenige, die aufgrund zufälliger Veränderungen ihres genetischen Programms etwas anders waren, die bestimmte Bedrohungen besser oder früher wahrnehmen und darauf anders, effizienter reagieren konnten als ihre Artgenossen. Beispielsweise weil sie Ruderinstrumente oder kontraktile Zellen besaßen, die sich zusammenziehen und mit deren Hilfe sie sich aus Gefahrenzonen weg und zu Nahrungsquellen hin bewegen konnten. Diese Instrumente zur Fortbewegung waren aber erst dann gezielt zu gebrauchen, wenn es auch ein Nervensystem gab, das diese Bewegungen so koordinierte, daß der ganze Organismus damit in eine bestimmte Richtung gelenkt werden konnte. Und als das erst einmal entstanden war, nahm das ursprünglich kugelförmige Gebilde nicht nur eine immer stromlinien- und damit wurmförmigere Gestalt an, es wurde vor allem das, was vorn passierte, wichtiger als das, was hinten geschah. Deshalb entwickelten sich auch die ersten Nervenzell*ansammlungen* dort, wo alle Tiere noch heute ihr Gehirn haben: vorn, im Kopf. Und je mehr Sensoren zur Wahrnehmung von physikalischen (taktilen, optischen, auditorischen) oder chemischen (gustatorischen, olfaktorischen) Veränderungen der Außenwelt dort konzentriert werden konnten, desto besser, desto sicherer und desto früher ließen sich nicht nur Bedrohungen der inneren Ordnung erkennen und abwenden, sondern auch solche Bereiche innerhalb ihrer jeweiligen Lebenswelten ausmachen, in denen für die Aufrechterhaltung ihrer inneren Ordnung besonders günstige Bedingungen herrschten. All das funktionierte um so effektiver, je besser die aus den verschiedenen Sensoren, also den unterschiedlichen Sinnesorganen, einlaufenden Informationen miteinander zu einem Gesamteindruck der in der äußeren Welt aufgetretenen Veränderungen und der in der inneren Welt herrschenden Bedingungen verknüpft werden konnten. Und das geschah eben in dieser Nervenzellansammlung im Kopf. Je größer sie war und je mehr Verschaltungen und Querverbindungen es zwischen den unterschiedlichen Sinneseingängen dort gab, desto komplexer wurde dieses primitive Gehirn und desto genauer entsprach das Bild, das dort über die wahrgenommenen Veränderungen der äußeren Welt gezeichnet werden konnte, auch dem, was sich draußen in Wirklichkeit abspielte.

Welche Stufe der Komplexität diese Gehirne auf ihrem Entwicklungsweg über Würmer, Schnecken, Insekten und Spinnen dabei auch immer erreichten, sie blieben allesamt streng von den jeweiligen genetischen Programmen abhängige und von ihnen gesteuerte Konstruktionen. Die dafür erforderlichen genetischen Anlagen sind über unvorstellbar lange Zeiträume zunächst nur durch zufällige Abänderungen bereits vorhandener DNA-Sequenzen entstanden, eigentlich also durch Fehler, die immer wieder bei der Weitergabe der genetischen Programme von einer Generation zur nächsten auftraten. Wie von einem Zufallsgenerator erzeugt, entstanden so immer wieder neue, zusätzliche, verdoppelte, abgeschnittene und anders angeordnete DNA-Abschnitte und damit mehr oder weniger ausgeprägte Programmänderungen. Durch die bei der sexuellen Vermehrung stattfindende Verschmelzung der elterlichen Keimzellen wurden diese Anlagen ständig weiter durchmischt. Wer ein genetisches Programm mitbekommen hatte, das ihn in die Lage versetzte, eine bestimmte innere Ordnung aufzubauen und zu erhalten, blieb am Leben und erzeugte Nachkommen. Die genetischen Programme derjenigen, die die meisten Nachkommen hinterließen, breiteten sich aus, alle anderen blieben als ungeeignete Prototypen auf der Strecke. Das waren fast alle, denn den theoretisch unbegrenzten Möglichkeiten genetischer Programmänderungen waren seit jeher recht enge praktische Grenzen gesetzt. Nur sehr wenig von dem, was alles möglich war, erwies sich auch als lebbar. Die Änderungen durften nicht zu groß und zu tiefgreifend sein, sie mußten zu dem passen, was schon da war, und sie durften all das, was bereits funktionierte, nicht beeinträchtigen. Das galt insbesondere für die Konstruktionspläne des Gehirns. Die Änderungen mußten vor allem dazu führen, daß entweder mehr Nachkommen oder aber überlebensfähigere Nachkommen erzeugt wurden. Die Zahl der Nachkommenschaft ließ sich durch eine ganze Reihe unterschiedlichster Programmänderungen erhöhen. Deren Überlebensfähigkeit aber war nur auf eine einzige Weise zu verbessern: durch ein besser funktionierendes Gehirn. Aus dem ständig weiter sprudelnden Quell genetischer Variabilität wurden also immer wieder solche Programme ausgelesen, die sich für die Konstruktion eines Gehirns eigneten, das Veränderungen der inneren und äußeren Welt früher wahrnehmen und effektiver beantworten konnte.

Da die innere Welt der sich entwickelnden Lebensformen durch die Erweiterung ihrer genetischen Programme zwangsläufig immer komplexer und die äußere Welt zunehmend von den Aktivitäten anderer, bisher nicht vorhandener Lebewesen bestimmt wurde, mußten die in den Gehirnen dieser ersten wirbellosen Tiere herausgeformten neuronalen Schaltkreise und assoziativen Netzwerke zunehmend komplexer werden. Sie ermöglichten so eine immer bessere Steuerung von vitalen Körperfunktionen (Stoffwechsel, Kreislauf, Atmung, Verdauung etc.), von überlebenswichtigen Verhaltensweisen (Angriff, Verteidigung, Flucht, Nahrungsbeschaffung, Schlaf) und von artspezifischen reproduktiven Strategien (Partnersuche, Partnerwahl, Paarung, Brutpflege).

Von Anfang an waren die wirbellosen Tiere darauf angewiesen, durch massenhafte Vermehrung hinreichend viele genetische Varianten zu produzieren. Aus diesem Pool wurden diejenigen Varianten durch die natürliche Selektion ausgelesen, die sich besser als alle anderen in den jeweiligen Lebensraum der betreffenden Arten einfügen konnten, weil sie irgend etwas, worauf es in diesem spezifischen Lebensraum besonders ankam, besser als alle anderen konnten. Wie bei einer Bauserie von Automaten zur immer effizienteren Lösung bestimmter Aufgaben entstanden aus den primitiven Nervensystemen der Hohltiere, Würmer und Schnecken schließlich so komplexe Gebilde wie die Gehirne der Gliedertiere, die damit alle nur denkbaren Lebensbereiche im Wasser, zu Lande und in der Luft erschlossen. Sie entwickelten dabei zum Teil hochkomplizierte artspezifische Verhaltensweisen. In Form von Bienen-, Termiten-, Ameisen- und anderen Staaten entstanden sogar kollektive, arbeitsteilige Gemeinschaften. Jede nur irgendwie zum Überleben nutzbare Form der Wahrnehmung, der Nahrungsbeschaffung, der Verteidigung oder der Fortbewegung und jede nur irgendwie zur Partnersuche, zur Paarung oder zur Sicherung der Nachkommenschaft brauchbare Verhaltensstrategie dürfte auf dem langen Entwicklungsweg von den Würmern bis zu den Insekten in Form bestimmter genetisch programmierter Verschaltungen entstanden sein und ist, wenn sie sich bewährte, weiter ausgelesen worden.

Am Ende dieses Weges hatten lauter verschiedene Spezialisten die Welt erobert und in Form unterschiedlichster ökologischer Nischen unter sich aufgeteilt. Je besser diese Spezialisten an die in ihren Nischen herrschenden Bedingungen angepaßt waren, desto erfolgreicher konnten sie sich dort behaupten. Allerdings nur so lange, wie dort alles weitgehend so blieb, wie es war. Immer dann jedoch, wenn sich der von ihnen erschlossene Lebensraum zu verändern begann, waren sie sehr schnell mit ihrem Latein, das heißt mit ihrem spezialisierten Hirn, am Ende. Zu solchen Veränderungen kam es zwangsläufig durch ihre eigenen Aktivitäten, wenn sie sich zu rasch vermehrten, durch die Wirkungen anderer Arten, wenn die sich besonders erfolgreich in ihrem angestammten Lebensraum ausbreiteten, durch allmähliche Klimaverschiebungen oder durch plötzlich auftretende Katastrophen. In all diesen Fällen erwies sich der bisher so erfolgreich eingeschlagene Weg der Entwicklung spezifischer, streng genetisch programmierter Verschaltungen nun auf einmal als eine fatale Sackgasse. Immer dann, wenn es plötzlich auf andere, völlig neue Fähigkeiten ankam, waren die Spezialisten am Ende ihrer Kunst.

Genetisch programmierte Installationen zur Steuerung spezifischer Verhaltensweisen lassen sich durch viele kleine Programmänderungen allmählich immer weiter fortentwikkeln. Sie eignen sich so immer besser zur Bewältigung derjenigen Aufgaben, für die sie optimiert worden sind. Nahezu unmöglich ist es jedoch, die auf diese Weise entstandenen speziellen Programme anschließend allmählich wieder aufzulösen oder so zu verändern, daß sie auch für andere Einsatzmöglichkeiten optimal nutzbar sind. Diese streng genetisch programmierten Gehirne unterscheiden sich in dieser Hinsicht nicht allzusehr von einmal in bestimmter Weise programmierten Computern. Man kann damit nichts anderes machen als das, wofür sie programmiert sind. Wenn der Besitzer eines solchen Computers Glück hat, findet er für sein altes Gerät noch einen Platz im Museum und kauft sich ein neues. Wenn die Besitzer solch eines festinstallierten Gehirns Glück hatten, fanden sie vielleicht einen Lebensraum, der sich so wenig veränderte, daß sie damit bis heute überleben und sich weiter fortpflanzen konnten. Alle anderen sind ausgestorben. Neue, vielseitiger verwendbare Programme konnten nur von denjenigen entwickelt werden, die von Anfang an anders konstruiert waren.

2.2 Initial programmierbare Konstruktionen: Gehirne von Vögeln, Beutel- und Säugetieren

Die Würmer, Schnecken und Insekten gehören zur großen Gruppe der sogenannten Urmundtiere. Bei ihnen bleibt die bereits während der frühen Embryonalentwicklung zuerst angelegte Öffnung auch die spätere Mundöffnung. Eine andere

Gruppe von Tieren, die Neumundtiere, zu denen die Seegur-ken, alle Wirbeltiere und wir selbst gehören, entwickelt den späteren Mund aus einer anderen, zweiten Öffnung, die der Embryo während des Blasenstadiums ausbildet. Bei ihnen wird nicht nur der Mund, sondern noch einiges anderes, was im Verlauf der Embryonalentwicklung aus den sogenannten Keimblättern entsteht, erst später und bei weitem nicht so streng wie bei den älteren Urmundtieren festgelegt. Das gilt ganz besonders für das Nervensystem. Besser als beispiels-weise beim Insektenembryo läßt sich bei diesen Neumundtie-ren all das, was später einmal aus einer bestimmten Zellgrup-pe wird, durch relativ einfache Manipulationen von außen durcheinanderbringen. Die embryonalen Zellen »wissen« näm-lich lange Zeit noch gar nicht, was später einmal aus ihnen wird, wohin und wozu sie sich einmal entwickeln sollen. Fest-gelegt wird das erst durch das Bedingungsgefüge, in das sie während ihrer Teilungen innerhalb des Embryos geraten. Die genetischen Programme versetzen jede dieser Zellen lediglich in die Lage, immer dann etwas ganz Bestimmtes zu machen, wenn sich die Bedingungen, in die sie hineinwachsen, in einer ganz bestimmten Weise zu verändern beginnen.

Die verschiedenen embryonalen Zellen werden also in Wirklichkeit nicht durch einzelne Gene, sondern durch das im Inneren des Embryos entstehende Bedingungsgefüge gelenkt und wirken gleichzeitig selbst an dessen Gestaltung mit. Die-ses Bedingungsgefüge muß man sich als einen Cocktail unter-schiedlichster Wachstumsfaktoren, Signalstoffe, Hormone und Transmitter vorstellen. In jeder Region des Embryos und zu jedem Zeitpunkt seiner Entwicklung herrscht eine ganz cha-rakteristische Kombination dieser Wirkstoffe und veranlaßt die betreffenden Zellen, ganz bestimmte, genetisch abgespei-cherte Programme abzurufen und andere abzuschalten. Die-ser Signalcocktail kann – wie bei den Urmundtieren – enorm streng und eindeutig und deshalb kaum von außen beeinfluß-bar sein. Er kann aber auch – wie bei den Neumundtieren – weniger streng und mehrdeutiger und deshalb leichter veränderbar sein. Wenn das der Fall ist, können die Bedingungen, die draußen, außerhalb des Embryos herrschen, wichtig für das werden, was innen passiert. Die Embryonalentwicklung wird so in gewissem Umfang durch bestimmte Faktoren der Außenwelt beeinflußbar. Genau das war der entscheidende Konstruktionsvorteil der Vorfahren der heutigen Wirbeltiere. Die Expression, also die Umsetzung und Realisierung ihrer genetischen Programme, war von außen, war durch Veränderungen ihrer äußeren Entwicklungsbedingungen beeinflußbar. Am stärksten konnten sich solche Veränderungen auf das System auswirken, das sich am langsamsten entwickelte und dessen Entwicklung am stärksten durch komplexe, regionale Änderungen der Produktion und Abgabe von Signalstoffen reguliert wurde. Das war das Gehirn. Dennoch war es noch ein langer Weg, bis aus den ersten Neumundtieren die ersten Wirbeltiere mit einem Gehirn entstanden waren, dessen endgültige Verschaltungen von den während ihrer frühen Entwicklung vorgefundenen äußeren Bedingungen bestimmt wurden.

Diese Vorfahren der heutigen Wirbeltiere waren erst später als die Vorfahren der Würmer, Schnecken und Insekten als noch sehr undifferenzierte Formen entstanden und lange Zeit auf dieser primitiven Entwicklungsstufe stehengeblieben. Ihr Nervensystem war noch sehr einfach strukturiert, besondere Teilleistungen waren noch nicht besonders entwickelt, und die genetischen Programme, die das für seine Ausformung verantwortliche Bedingungsgefüge steuerten, waren entsprechend einfach: nicht sehr genau und vor allem nicht sehr streng. Da diese Vorfahren der Wirbeltiere so lebten und so ähnlich aussahen wie unsere heutigen Seegurken, kam es für ihr Überleben auf ein sehr präzise funktionierendes Nervensystem ohnehin nicht allzusehr an. Es entwickelte sich langsamer, und es war von Anfang an stärker darauf ausgerichtet, die Innenwelt dieser Tiere konstant zu halten, als ihre äußere Welt durch gezielte Verhaltensreaktion zu beeinflussen. Ihr Lebensraum war das Meer oder der Meeresgrund. Dort mußten sie zunächst auch bleiben, denn die leichte Beeinflußbarkeit der

Entwicklung ihrer Nachkommen durch Änderungen der äußeren Bedingungen ließ ihnen keine andere Möglichkeit, als ihre Eier dort abzulegen, wo immer die gleichen Bedingungen herrschten. Sie benutzten das Meer gewissermaßen als einen riesigen Uterus.

Selbst als die ersten Wirbeltiere als Quastenflosser an Land gingen und später als Lurche umherzukriechen begannen, blieben sie darauf angewiesen, hinreichend warme und salzhaltige Gewässer als sicheren, konstanten Ort für die Eiablage und die ersten Entwicklungsstadien ihrer Nachkommen aufzusuchen. Das Land und später sogar die Luft konnten sie nur erobern, indem sie unverhältnismäßig große Eier produzierten, die all das enthielten, was für die ungestörte Entwicklung ihrer Nachkommen erforderlich war, Nährstoffe, Salze und, noch immer, genug Wasser. Geschützt von einer dicken Schale, mußten sie diese Eier an einem Ort ablegen, wo es sowohl warm als auch feucht genug war und blieb und wo es möglichst keine Störungen gab. Am besten gelang das, indem sich ein Elternteil, meist war das die Mutter, gleich selbst auf die Eier setzte. Die Fröschinnen und Reptilinnen konnten das nicht, denn die wurden als Kaltblüter nachts selbst ziemlich kalt. Warmblüter gab es noch nicht. Aber die Fähigkeit, die Innenwelt konstant zu halten, war schon recht weit entwickelt. Einigen dieser Vorfahren der heutigen Warmblüter ist es durch verschiedene kleine Änderungen ihrer genetischen Programme gelungen, diese Fähigkeit so weit fortzuentwickeln, daß sie schließlich sogar in der Lage waren, ihre Körpertemperatur selbst dann noch konstant zu halten, wenn es draußen nicht nur zu warm, sondern auch viel zu kalt wurde. Diese ersten Warmblüter waren die Urahnen unserer heutigen Vögel, Beutel- und Säugetiere. Sie erschlossen sich mit dieser Fähigkeit eine Welt, die bis dahin von lauter Spezialisten und Kaltblütern beherrscht war, die jedoch, wenn sie nicht gerade im Wasser lebten, sehr schnell träge wurden, wenn die Sonne einmal nicht mehr richtig schien. Mindestens drei bisher verschlossene Türen öffneten sich nun auf einen Schlag.

Die eine führte in die schattigen und kühleren Gegenden dieser Erde, die allen anderen Tieren wegen mangelnder eigener Körperwärme bisher zu frostig und lebensfeindlich vorgekommen waren. Daß zu dieser Zeit offenbar auch noch eine Klimakatastrophe eingetreten ist, die zu einer längeren Kälteperiode führte, war nur um so besser. Die Saurier und viele andere Spezialisten gingen zugrunde und machten bisher besetzt gehaltene Lebensräume für die Vorfahren der Vögel, Beutel- und Säugetiere frei.

Die zweite bisher verschlossene Tür führte in die Nacht. In einer Welt, die bis dahin von lauter kaltblütigen Spezialisten beherrscht war, die jedoch zum größten Teil steif wurden, sobald die kühle Nacht hereinbrach, konnten diese ersten Warmblüter die Nacht zum Tage machen und auf diese Weise in Lebensräume vordringen, die eigentlich längst besetzt waren, aber eben nur tagsüber. Um sich nachts zurechtzufinden, braucht man mehr und feinere Sinne als tagsüber. Man muß nicht nur besser sehen, sondern auch besser fühlen, besser hören und besser riechen können. Und am besten findet man sich zurecht, wenn man alles gleichermaßen gut kann. Auf diese ersten Warmblüter wirkte also ein Selektionsdruck, der die Entwicklung von Sensoren zur Wahrnehmung unterschiedlichster Sinnesmodalitäten und von neuronalen Verschaltungen zur Verarbeitung dieser multiplen Sinneseingänge in einer Weise vorantrieb, die es bis dahin noch nie gegeben hatte. Wer vieles gleichzeitig verarbeiten will, muß die aus den verschiedenen Sinnesorganen eintreffenden Informationen zu einem Gesamtbild assoziieren können. Das dabei in der Vorstellung entstehende Bild wird durch eine charakteristische Kombination des jeweils Gehörten, Gesehenen, Gerochenen und Gefühlten im Gehirn erzeugt, und sein Bedeutungsgehalt wird dort erst durch den Vergleich mit bereits abgespeicherten Informationen erschlossen. All das gelingt um so besser, je weniger diese Wahrnehmungs- und Assoziationsprozesse auf bereits angelegten, festgefügten Bahnen verlaufen. Streng genetisch programmierte Installationen, die bestimmte Wahrnehmungen über spezifische Nervenbahnen weiterleiten und bestimmte, programmierte Reaktionen auslösen, sind für derartig komplexe Verarbeitungsprozesse ungeeignet. Sie sind jedoch immer dann von Vorteil, wenn es auf eine möglichst schnelle Reaktion ankommt, um eine Bedrohung möglichst effizient abwehren zu können. Die Urahnen der heutigen Warmblüter brauchten also, wenn sie all ihre Sinne benutzen wollten, ein Gehirn, dessen endgültige Verschaltungen so wenig wie möglich durch starre genetische Programme festgelegt waren. Um schnell und effizient auf Gefahren und Bedrohungen reagieren zu können, brauchten sie aber gleichzeitig ein Gehirn, dessen Verschaltungen möglichst effizient funktionierten, das heißt möglichst streng genetisch determiniert waren. Für dieses Problem gab es nur eine Lösung, und es war nur eine Frage der Zeit, bis sie gefunden wurde: Zusätzlich zu den streng durch genetische Programme installierten und für die Aufrechterhaltung der inneren Ordnung und die Abwehr von Bedrohungen zuständigen Teilen des Gehirns entstand ein neuer Bereich, dessen Verschaltungen zum Zeitpunkt der Geburt noch nicht genau festgelegt waren, sondern erst durch die jeweils vorgefundenen Nutzungsbedingungen, das heißt durch die während der frühen Phasen der Nutzung dieses Gehirns gemachten Erfahrungen endgültig herausgeformt, stabilisiert und gefestigt wurden. In diesem Bereich konnten nun erstmals individuell gemachte komplexe Wahrnehmungen und Erfahrungen in Form charakteristischer neuronaler Verschaltungsmuster verankert werden.

Was für Erfahrungen das in erster Linie waren, wird schnell deutlich, wenn man einen Blick durch die dritte Tür wirft, die sich mit der Erfindung der Warmblütigkeit nun ebenfalls zu öffnen begann. Die Warmblüter konnten ihre Eier jetzt selbst ausbrüten, entweder, wie bei den Vögeln, draußen in einem Nest, oder, wie bei den Beuteltieren, zuerst im Uterus und später in einer Bauchfalte, oder, wie schließlich bei den Säugetieren, zunächst im Mutterleib und später an der Brust der

Mutter. Damit hatten sie sich nicht nur unabhängig von bestimmten Plätzen, bestimmten Zeiten und bestimmten Regionen gemacht. Sie mußten nicht mehr, wie die Schildkröten noch heute, immer wieder zur Eiablage bestimmte Plätze aufsuchen, um die für eine störungsfreie Entwicklung ihrer Nachkommen erforderlichen Bedingungen zu gewährleisten. Sie waren jetzt sogar, und das war noch viel entscheidender, erstmals in der Lage, die für die Aufzucht ihrer Nachkommen erforderlichen Bedingungen selbst zu gestalten. Damit bot sich die Möglichkeit, die weniger starke Bestimmtheit, mit der ihre genetischen Anlagen die Entwicklung dieser Nachkommen steuerten, in gezielter Weise auszunutzen. Erst jetzt wurde das, was sich bisher eher als Nachteil erwiesen hatte, nämlich die leichte Beeinflußbarkeit und damit Störanfälligkeit des Entwicklungsprozesses ihrer Nachkommen durch äußere Faktoren, zu einem ganz entscheidenden Vorteil, der sich insbesondere während der Phase der Hirnentwicklung dieser Nachkommen gezielt ausnutzen ließ. Die Hirnentwicklung der Nachkommen war durch die Bedingungen, die die jeweilige Elterngeneration zu schaffen imstande war, in gewissem Umfang lenkbar, die im Gehirn dieser Nachkommen angelegten aber noch nicht fertig ausgereiften Verschaltungen waren durch eigene frühe *Erfahrungen* prägbar, programmierbar geworden.

Bei Vögeln, Beutel- und Säugetieren findet man eine Vielzahl von Beispielen für solche initialen Programmierungen, die wie genetisch bedingte, angeborene Verhaltensweisen aussehen, sich aber bei genauerer Betrachtung als früh erworbene Prägungen erweisen.

Koloniebildende Seevögel beispielsweise werden während ihrer Kindheit und Jugend so sehr auf die in ihrer Kolonie herrschenden Bedingungen geprägt, daß sie immer dort bleiben oder zumindest immer dann, wenn sich ihr Brutinstinkt zu regen beginnt, dorthin zurückkehren. Ihr genetisches Programm befähigt sie nur, ein Gehirn auszubilden, das eine Zeitlang etwas lernen kann; und das, was es in der Welt dieser heranwachsenden Vögel zu lernen gibt, ist eben nichts anderes, als in einer Kolonie an diesem Ort zu leben. Wenn man einen dieser Vögel vom Schlüpfen bis zur Geschlechtsreife mit der Hand zu Hause aufzieht, dann wird es fast unmöglich sein, ihn wieder in die alte Seevogelkolonie seiner Eltern einzugliedern. Er hat eben kein angeborenes Programm dafür und versucht deshalb instinktiv, uns in unsere Welt, die er nun als seine Welt betrachtet, zu folgen.

Herdentieren, beispielsweise Pferden oder Bisons, geht es nicht grundsätzlich anders. Wem sie später nachlaufen, hängt davon ab, bei wem sie aufgewachsen sind. Ein Pferd, das von einem Zebra gesäugt und aufgezogen wurde, wird sich später immer lieber einer Herde Zebras anschließen als einer Herde von Pferden. Es hat eben kein genetisches Programm, das ihm sagt: »Du bist ein Pferd«, sondern die Verschaltungen in seinem Gehirn werden erst *nach seiner Geburt* von den Erfahrungen programmiert, die es während seiner frühen Entwicklung macht. Seine genetischen Anlagen legen lediglich fest, daß sich ein Gehirn ausbilden kann, welches zum Zeitpunkt seiner Geburt noch nicht fertig verschaltet ist. Wie die noch offenen Nervenbahnen, die sein späteres Verhalten als Herdentier lenken, dann tatsächlich miteinander verknüpft werden, hängt davon ab, welche Erfahrungen es nach seiner Geburt machen wird.

Auch der artspezifische Gesang unserer Singvögel, beispielsweise der Nachtigall, ist nicht angeboren. In ihrem Gehirn gibt es eine für die Generierung dieses Gesangs zuständige Region, die sich erst nach dem Schlupf entwickelt. Die Nervenzellen dieser Region bilden zunächst eine Vielzahl von Fortsätzen und Kontakten aus, von denen im Verlauf der weiteren Entwicklung jedoch nur diejenigen erhalten bleiben, die durch das Hören des artspezifischen Gesangs stabilisiert werden, den der Vater normalerweise in der Nähe des Nestes immer wieder »vorsingt«. Hört die junge Nachtigall während dieser Zeit nur den ständig krähenden Hahn eines benachbarten Bauernhofs, so wird ihr späterer Gesang eher an Hahnengeschrei als an den Gesang der Nachtigall erinnern. Nachtigalleneltern meiden instinktiv solche Nistplätze, an denen es störende Fremdgeräusche gibt, und die Väter singen am eifrigsten nachts, wenn alle anderen Singvögel schlafen. Da der komplizierte Gesang der Nachtigall von Region zu Region unterschiedlich ist, lernen die Jungvögel auf diese Weise immer auch gleich automatisch den »Dialekt«, der zu Hause von ihrem Vater gesungen wurde.

Viel aufregender als diese gewissermaßen passiv übernommenen Erfahrungen sind die Auswirkungen früher, durch eigenes Handeln gemachter, individueller Erfahrungen auf die im Gehirn entstehenden neuronalen Verschaltungen.

Die nachhaltigsten Erfahrungen, die ein Vogel oder ein Säugetier machen kann, sind Erfahrungen, die ihm helfen, seine Ängste zu bewältigen. Angst hat jedes Neugeborene, wenn man es von seiner Mutter wegnimmt. Jeder kennt das Geschrei, das Entenküken, kleine Kätzchen oder Hunde, eben Vögel und Säugetiere dann machen. Diese Angst geht mit einer Streßreaktion einher. Die im Verlauf dieser Reaktion ausgeschütteten Transmitter und Hormone tragen dazu bei, daß all die Nervenwege und Verschaltungen, die das Neugeborene zur Bewältigung seiner Angst benutzt, gebahnt, das heißt, gefestigt und in ihrer Effizienz verbessert werden. Findet das Junge zu seiner Mutter zurück, ist die Angst bewältigt, und all die Verschaltungen in seinem noch unfertigen Gehirn, die dabei aktiviert wurden, sind nun besser ausgebaut und effektiver geworden. Es wird deshalb künftig noch intensiver als bisher versuchen, eine Trennung von der Mutter zu vermeiden, es wird sich die Verhaltensweisen und Wege merken, die ihm geholfen haben, seine Mutter wiederzufinden, und es wird all die Nervenbahnen festigen, die es mit seiner ihm Schutz bietenden Mutter verbindet: ihr Geruch, ihr Aussehen, ihr Verhalten. Es wird seine Mutter deshalb in Zukunft noch ein klein wenig besser erkennen und bei ihr Schutz suchen können.

Je früher sich diese prägenden Erfahrungen im Umgang mit der Angst in das Gehirn eingraben können, je verformbarer die Verschaltungen des Gehirns also zu dem Zeitpunkt sind, zu dem diese Erfahrungen gemacht werden, desto besser sitzen sie für den Rest des Lebens. Sie sehen dann aus wie angeborene Instinkte, lassen sich auslösen wie angeborene Instinkte, sind aber keine angeborenen Instinkte, sondern in das Gehirn eingegrabene, während der frühen Kindheit gemachte Erfahrungen bei der Bewältigung von Angst und Streß.

Je unfertiger das Gehirn zum Zeitpunkt der Geburt ist, je langsamer es sich anschließend entwickelt und je länger es dauert, bis all seine Verschaltungen endgültig geknüpft und festgelegt sind, desto umfangreicher sind die Möglichkeiten, eigene Erfahrungen und individuell vorgefundene Nutzungsbedingungen in seiner Matrix zu verankern.

Primaten, also wir Menschen und unsere nächsten Verwandten, die Menschenaffen, zeichnen sich dadurch aus, daß sie mit einem besonders unfertigen und noch lange durch Erfahrungen veränderbaren Gehirn auf die Welt kommen und daß sie in Gruppen leben, die eigentlich erweiterte Familienverbände, Großfamilien sind. Jedes Neugeborene, das in einer solchen Gruppe aufwächst, wird auf die hier vorgefundenen, ihm Sicherheit und Geborgenheit bietenden Gegebenheiten geprägt, genau wie die Gänseküken auf die von ihnen entdeckte, Schutz bietende »Mutter«, und zwar ohne ein genetisches Programm, das ihnen irgendwelche Verschaltungen ins Hirn baut. Weil diese Prägung bei den Primaten aber wesentlich komplizierter ist, nennt man sie nicht mehr Prägung, sondern *Bindung*.

2.3 Zeitlebens programmierbare Konstruktionen: Gehirne von Menschen

Wenn man mit einem Gehirn zur Welt kommt, dessen endgültige, das spätere Verhalten bestimmende Verschaltungen erst im Verlauf der weiteren Entwicklung durch die Art ihrer Nutzung geknüpft, gefestigt und gebahnt werden, so ist das ein großer Vorteil. Um sein inneres Gleichgewicht und damit die für sein Überleben erforderliche innere Ordnung aufrechtzuerhalten, muß man sich nicht mehr ausschließlich auf die im Lauf von Jahrmillionen entstandenen, genetisch verankerten Programme verlassen. All das, worauf es für das Überleben in der konkreten Welt, in die man hineingeboren worden ist, ganz besonders ankommt, was also speziell dort, wo man lebt, und zu der Zeit, in der man lebt, von Bedeutung ist, kann man auch noch nach der Geburt in Form zusätzlicher, durch die Art ihrer konkreten Nutzung bestimmter Verschaltungen in seinem Gehirn verankern. Die mit so einem Gehirn gemachten eigenen Erfahrungen lassen sich nicht nur für die weitere eigene Lebensbewältigung, sondern auch für die spätere Gestaltung der Aufzuchtsbedingungen für die eigenen Nachkommen nutzen. Auf diese Weise wird es sogar möglich, erworbene Eigenschaften an die nächste Generation weiterzugeben. Das freilich ist ein ganz unglaublicher Vorteil, denn auf diese Weise wird etwas völlig Neues möglich: die Weitergabe einmal erworbener Fähigkeiten und Leistungen von einer Generation zur nächsten. Das ist der Anfang der *kulturellen Evolution*.

Das Interessante daran ist, daß man dafür kein menschliches Gehirn braucht. Wie sich experimentell leicht zeigen läßt, können das auch schon Ratten. Hält man die nämlich im Labor, so findet man immer wieder Rattenmütter, die sich besonders sorgsam um ihre Jungen bemühen, und andere, die in dieser Hinsicht ziemlich schlampig sind, kaum ein richtiges Nest bauen, ihre Jungen immer wieder allein lassen und womöglich sogar einige auffressen. Vertauscht man nun sofort

nach der Geburt einen Teil der weiblichen Jungen so, daß eine
»gute« Mutter zur Hälfte ihre eigenen, zur anderen Hälfte die
Jungen einer »schlechten« Mutter aufzieht, so werden aus all
diesen Rattenmädchen später einmal sorgfältig um ihre Jungen bemühte Mütter. Umgekehrt werden alle weiblichen
Nachkommen, die bei einer nachlässigen Mutter groß geworden sind, auch wenn sie von einer »guten« Mutter abstam-
men, selbst wieder »schlechte« Mütter. Man sollte meinen,
daß freilebende Rattenmütter, die sich nicht hinreichend gut
um ihre Jungen kümmern, wohl kaum eine Chance hätten,
diese besondere »Fähigkeit« über mehrere Generationen an
ihre Nachkommen weiterzugeben. Das muß jedoch nicht unbedingt richtig sein. Bei »schlechten« Müttern aufgewachsene
Ratten sind nämlich, auch wenn einige ihrer Geschwister
bereits als Junge aufgefressen werden, als erwachsene Tiere
einfacher strukturiert und stärker instinktgeleitet. Sie sind
kampfbereiter, brutaler und deshalb vor allem als männliche
Tiere auch sexuell erfolgreicher. Die Verschaltungen in ihrem
Hirn sind »primitiver«, weniger komplex und nicht so stark
vernetzt. Immer dann, wenn es auf schnelle, eindeutige und
konsequente Reaktionen ankommt, ist eine Ratte mit einem
solch einfach konstruierten Gehirn im Vorteil. Da das in einer
freilebenden Rattenkolonie häufig genug der Fall ist, können
die Ratten mit ihrer prinzipiell vorhandenen Fähigkeit zur
Ausbildung eines etwas komplexeren, stärker vernetzten Gehirns letztlich wenig anfangen. Sie bleiben Gefangene der Verhältnisse, unter denen sie leben und die sie nicht zu ändern
imstande sind. Auch unter Laborbedingungen lassen sich diese Verhältnisse nicht dauerhaft verschieben. Sobald die dort
entstandene Kolonie groß genug geworden ist, werden sich erneut diejenigen durchsetzen und am stärksten vermehren, deren Gehirn einfacher strukturiert ist. Um den Umsichtigeren
auf Dauer eine Chance zu geben, müßten sich die Regeln verändern, die das Leben in einer solchen Kolonie bestimmen,
und zwar so, daß nur noch diejenigen Tiere, die besonders
umsichtig, besonders lernfähig und besonders feinfühlig sind,

auch genug zu fressen finden, drohende Gefahren abwenden, einen Fortpflanzungspartner gewinnen und ihre Nachkommen aufziehen können.

Solche Veränderungen ihrer Lebensbedingungen hat es während der gesamten Entwicklungsgeschichte von Ratten nie gegeben. Wie den Vorfahren der meisten anderen Säugetiere war es auch ihren Ahnen bereits sehr früh gelungen, einen Lebensraum zu erschließen und zu behaupten, in dem es auf solch differenzierte Fähigkeiten ihres Gehirns nicht unbedingt ankam, in dem sie weitgehend so bleiben konnten, wie sie einmal geworden waren.

Weniger erfolgreich in dieser Hinsicht waren unsere eigenen Vorfahren. Ihnen war es nicht gelungen, eine Nische zu erobern, in der es sich einigermaßen bequem leben ließ. Ihr ursprünglicher Lebensraum, der afrikanische Regenwald, begann zusehends zu schrumpfen, bis sich dort nur noch die besten und durchsetzungsfähigsten Kletterer unter den Primaten behaupten konnten. Der außerhalb des Waldes verfügbare Lebensraum, die Savanne, war längst von anderen, wesentlich besser an die dortigen Verhältnisse angepaßten Arten besetzt. Diese Konkurrenten hatten bereits alle nur möglichen Nahrungsquellen erschlossen, sie waren schneller oder stärker, konnten sich besser verteidigen oder andere angreifen. Die Neuankömmlinge hatten in dieser von Spezialisten beherrschten Welt kaum eine Chance. Um dort überleben zu können, mußten sie eine Fähigkeit ausbauen und weiterentwickeln, die all die anderen nicht besaßen. Sie mußten zusammenhalten und versuchen, sich als Gruppe, als Sippe zu behaupten. Nur so konnten sie die unterschiedlichen Fähigkeiten und Begabungen der einzelnen Gruppenmitglieder nutzen, um als Gemeinschaft vollbringen zu können, was jeder einzelne allein nicht zu leisten imstande war. Das war ihre einzige Chance. Genutzt werden konnte sie aber nur von denjenigen Sippen, deren Mitglieder eng aneinander gebunden waren, die sich miteinander verbunden fühlten und in denen jeder den anderen, seine besonderen Fähigkeiten, auch

seine Schwächen möglichst genau kannte. Unter diesen Bedingungen war es, anders als bei den Ratten oder allen anderen in Gruppen lebenden Arten ein Vorteil, besonders lernfähig, besonders umsichtig, besonders feinfühlig zu sein, also
ein Gehirn zu besitzen, dessen endgültige Verschaltungsmuster möglichst lange durch eigene Erfahrungen formbar blieben.

Diese Fähigkeit wurde im Verlauf der weiteren Entwicklung unserer Vorfahren offenbar sehr gezielt ausgelesen. Die
Auslese erfolgte jedoch nicht nur durch den seit Darwin »sur-
vival of the fittest« genannten Selektionsprozeß, sondern vor
allem durch einen zweiten, ebenfalls von Darwin erkannten,
bisher aber nur unzureichend beachteten evolutionären Aus-
wahlmechanismus, die sogenannte sexuelle Selektion. Die
gezielte Auswahl eines ganz bestimmten, aufgrund bestimmter Merkmale besonders attraktiv erscheinenden, das eigene
Überleben und das der Nachkommenschaft sichernden Sexu-
alpartners besitzt bei allen sozial organisierten Tieren mit
einer relativ langen Entwicklungsphase eine ganz entscheidende Bedeutung für den Fortpflanzungserfolg und damit für
die Weitergabe der diesen Merkmalen zugrundeliegenden
Genkombinationen. Im Verlauf der Evolution gewann diese
als *Partnerwahl* bezeichnete Auslese immer stärker an Bedeutung. Sie führte neben der Selektion bestimmter körperlicher
Merkmale vor allem zur Auslese solcher *psychischen* Merkmale und der ihnen zugrundeliegenden genetischen Anlagen, die
sich als besonders geeignet für die erfolgreiche Aufzucht der
Nachkommen erwiesen. Den größten Fortpflanzungserfolg
hatten nun nicht mehr automatisch diejenigen, die möglichst
viele Nachkommen hinterließen, sondern diejenigen, deren
Nachkommen besonders lernfähig, besonders bindungsfähig,
besonders umsichtig und besonders kompetent bei der Gestaltung und Festigung des sozialen Beziehungsgefüges in den
Sippen dieser frühen Menschen waren. Je besser die Eltern,
vor allem die Mütter, in der Lage waren, Bedingungen zu
schaffen, die die Herausbildung dieser emotionalen Fähigkei-

ten bei ihren Nachkommen ermöglichten, desto größer waren die Überlebenschancen der ganzen Sippe.

Die Maßstäbe zur Auswahl eines geeigneten Fortpflanzungspartners wurden (und werden) beim Menschen in viel stärkerem Maß als bei Tieren durch individuell (zumeist während der frühen Individualentwicklung) gemachte Erfahrungen bestimmt. Die Auswahl eines für die Umsetzung dieser Erfahrungen besonders geeignet erscheinenden Reproduktionspartners hatte zwangsläufig zur Folge, daß auch die entsprechenden genetischen Anlagen beider Eltern im Genpool zunächst bestimmter Familienverbände stabilisiert und durch sexuelle Vermischung schließlich auch im Genpool von Sippen, Clans, Stämmen und den daraus hervorgegangenen Völkern verankert wurden.

Die mit der fortschreitenden Sozialisierung einhergehende Herausbildung fester Familienverbände bildete nicht nur eine entscheidende Voraussetzung für die effiziente Abschirmung der Nachkommenschaft gegenüber allen die Ausreifung des Gehirns dieser Nachkommen störenden Einflüssen aus der Außenwelt. Sie ermöglichte auch eine weitgehende soziale Determination ihrer Entwicklungsbedingungen innerhalb des jeweiligen Familien- und Sippenverbands. Eine enge emotionale Bindung der beiden Eltern bildete die Voraussetzung für die Entwicklung der Familie und damit der Bindung zwischen Eltern und ihren Kindern. Hand in Hand mit dieser Eltern-Kind-Bindung vollzog sich eine atemberaubende Zunahme der geistigen, emotionalen und sozialen Kompetenzen derjenigen Sippen, bei denen diese Bindung am weitesten entwickelt werden konnte.

Wie die zum Zeitpunkt der Geburt noch nicht festgelegten Nervenverbindungen später tatsächlich miteinander und mit den älteren, bereits fest verdrahteten Nervennetzen des Gehirns verknüpft wurden, hing von den konkreten Erfahrungen ab, die das Neugeborene bei der Bewältigung von Herausforderungen und Bedrohungen in seiner realen Lebenswelt machte. Ein immer größer werdender Teil der im Gehirn angelegten Verschaltungen konnte aber nur dann offengehalten werden, wenn die Elterngeneration imstande war, ihren Nachkommen während der Phase der Ausreifung ihres Gehirns hinreichend Schutz vor äußeren Bedrohungen zu bieten. Und das gelang nur denen, die eine hinreichend enge Bindung zwischen den Mitgliedern der Familie, der Großfamilie, der Horde entwickelt hatten. War die Bindung zwischen den erwachsenen Mitgliedern einer Sippe stark genug, um die Gefahren und Bedrohungen abzuwenden, denen ihre Nachkommen mit ihrem noch nicht ausgereiften Gehirn ausgesetzt waren, so konnten sich über Generationen hinweg solche genetischen Anlagen durchsetzen, die ein immer lernfähigeres Gehirn hervorbrachten. Wurden die egoistischen Selbstbehauptungsinteressen der Erwachsenen zu groß, um ihren Nachkommen den erforderlichen Schutz zu bieten, konnten nur diejenigen Nachkommen überleben, deren Hirnentwicklung strenger genetisch gesteuert und deren Verhalten stärker von angeborenen Instinkten gelenkt wurden.

An diesem Punkt schieden sich nun die Geister während der frühen Phase der Menschheitsentwicklung endgültig. Diejenigen Sippen, die diese emotionale Bindung nicht entwickeln konnten, boten keine Voraussetzung für die Herausbildung immer langsamer ausreifender und deshalb immer lernfähigerer Gehirne. Ohne solche Gehirne konnte keine enge Bindung der Nachkommen an möglichst viele Mitglieder ihrer Horde erlernt werden. Diesen nur begrenzt lernfähigen, noch stark instinktgesteuerten Wesen ist der Übergang zur Menschwerdung nicht gelungen. Diejenigen, die diesen Sprung zwar schafften, bei denen aber später aufgrund irgendwelcher meist äußerer Störungen das Band, das sie bis dahin zusammengehalten hatte, wieder zerriß, sind entweder ausgestorben oder konnten nur weiter überleben, indem sich die Hirnentwicklung ihrer Nachkommen wieder beschleunigte und ihr Verhalten stärker durch weniger komplexe, mehr instinktgesteuerte Reaktionen gelenkt wurde.

Unseren eigenen Vorfahren muß es immer wieder gelungen sein, das Band, das sich zwischen den Eltern und ihren Nachkommen spannte, zu erhalten und zu festigen. Ebenso müssen sie es verstanden haben, das zweite noch viel wichtigere Band immer fester und haltbarer zu machen. Es muß ihnen gelungen sein, das Gefühl einer engen Bindung zwischen den Mitgliedern ihrer Familie, ihrer Großfamilie, ihres Stammes und ihrer immer größer werdenden Gemeinschaft in die Gehirne ihrer Nachkommen einzugraben. Je besser sie in der Lage waren, dieses Gefühl der Zusammengehörigkeit zu entwickeln, desto besser ließen sich die individuellen geistigen und körperlichen Fähigkeiten und Fertigkeiten der einzelnen Mitglieder zur Festigung des Gemeinwesens, zur Erschließung neuer Ressourcen und zur Abwehr äußerer Feinde nutzen. Die Grundeinstellungen und gemeinsamen Überzeugungen, die Ziele und Handlungsmotive dieser frühen Sippen und Clans wurden dabei ebenso von Generation zu Generation an die Nachkommen weitergegeben wie das inzwischen erlangte Wissen über Zusammenhänge und ihre erworbenen Fähigkeiten und Fertigkeiten. Die Identifikation der jeweils neu heranwachsenden Generation mit den Zielen, Wünschen und Vorstellungen dieser frühen menschlichen Gemeinschaften wurde durch die Überlieferung der Entwicklungsgeschichte und des bisherigen Entwicklungsweges ihrer Vorfahren verstärkt. So gelang es einzelnen Sippen, die in ihren Siedlungsgebieten vorgefundenen Ressourcen immer besser zu erschließen und zu verteidigen, eine stabile Sozialstruktur aufzubauen, eine immer weiter zurückreichende eigene Geschichte und Tradition zu entwickeln und auf diese Weise das innere Band zu festigen, das ihren Zusammenhalt sicherte und das die Voraussetzung und Triebfeder all ihrer gemeinsamen Leistungen war.

Auf dem langen Entwicklungsweg durch das sogenannte Übergangsfeld vom Affen zum Menschen hatten immer wieder kleinere Veränderungen bestimmter genetischer Anlagen stattgefunden und waren durch natürliche Selektion, vor allem aber durch gezielte Partnerwahl ausgelesen worden. Hierzu zählt die allmähliche Abnahme der Behaarung, die stetige Verlangsamung der Entwicklungsgeschwindigkeit des Gehirns sowie einige anatomische Veränderungen, die insbesondere die Herausformung des Beckens, die Entwicklung der Extremitäten und des Kehlkopfes betrafen. Sie ermöglichten die Geburt von Kindern mit einem zunehmend größeren Gehirn, den aufrechten Gang, das Freiwerden der Hand und die Entwicklung einer Lautsprache. Die Abnahme der Körperbehaarung festigte die erotische Bindung zwischen den Geschlechtspartnern. Die nackte Haut und die durch die Aufrichtung des Beckens möglich gewordene sexuelle Vereinigung von vorn waren entscheidende Voraussetzungen für eine intensivere emotionale, auch zärtlichere und sinnlichere Begegnung zwischen Mann und Frau. Der Umstand, daß die Partner sich dabei in die Augen schauen, sich individuell erkennen konnten, verstärkte die persönliche Bindung zwischen den potentiellen Eltern zusätzlich. Die Ausdehnung der ursprünglich auf bestimmte Phasen beschränkten Paarungsbereitschaft der Frauen auf das gesamte Jahr und die starke Ausprägung attraktiver sekundärer Geschlechtsmerkmale erleichterte die Entstehung nicht nur intensiver, sondern auch dauerhafter sexueller und erotischer Bindungen zwischen Mann und Frau.

All das waren wichtige Voraussetzungen nicht nur für das pure Überleben, sondern auch und vor allem für die Ausbildung eines vielfach vernetzten und zeitlebens lernfähigen Gehirns und die dafür erforderliche Festigung sozialer Beziehung in diesen frühen Gemeinschaften. Die hierfür erforderlichen genetischen Modifikationen betrafen, wenn man die Erkenntnisse der Molekularbiologen über die genetischen Differenzen zwischen dem heutigen Menschen und seinen nächsten tierischen Verwandten, den Zwergschimpansen, zugrunde legt, bestenfalls zwei Prozent der genetischen Anlagen. Seit etwa 100 000 Jahren ist dieser Prozeß abgeschlossen. Seither hat sich auch an der für die Hirnentwicklung zuständigen genetischen Ausstattung des Menschen nichts mehr verändert. Entscheidend geändert hat sich seitdem aber all das, was bestimmte, wie und wofür Menschen ihr Gehirn nutzen: die gesellschaftlichen Beziehungen, das über den Erwerb von Sprache, Schrift und Datenspeichern akkumulierte und zur Weitergabe verfügbare Wissen, das Ausmaß an Kommunikation und die damit verbundenen Möglichkeiten für die Übertragung von Wissen, von Fähigkeiten und Fertigkeiten sowohl zwischen unterschiedlichen Kulturen als auch von einer Generation zur nächsten.

Die durch kulturelle Entwicklung und Überlieferung bestimmte Lebenswelt des Menschen wurde so immer komplexer, vielfältiger und reichhaltiger. In dieser Welt hatten Menschen im Verlauf ihrer individuellen Entwicklung die Möglichkeit, eine Vielzahl unterschiedlichster Herausforderungen zu bewältigen. Sie konnten zeitlebens immer mehr und immer wieder neue Erfahrungen machen und in Form bestimmter neuronaler Verschaltungsmuster in ihrem Gehirn verankern. Damit war auch ihr durch diese Verschaltungen gelenktes Denken, Fühlen und Handeln prinzipiell bis ins hohe Alter veränderbar geworden.

2.4 Programmöffnende Konstruktionen: menschliches Gehirn

Es ist nun schon achthundert Jahre her, seit der Stauferkaiser Friedrich II. experimentell nachgewiesen hat, was aus dem Gehirn des Menschen wird, wenn man dessen Ausbildung allein den genetischen Anlagen überläßt. Um herauszufinden, welche Ursprache das Gehirn aus sich selbst heraus entwickelt, ließ er zwei Kinder von Ammen aufziehen, denen er verboten hatte, mit den Kindern auch nur ein einziges Wort zu sprechen. Für den Kaiser war der Ausgang dieses unmenschlichen Versuchs recht unerwartet. Die Kinder begannen nicht, wie er vermutet hatte, aramäisch, auch nicht griechisch oder Latein zu sprechen, sondern sie blieben in ihrer gesamten Entwicklung zurück und starben schließlich. Wie sich ihr Gehirn unter diesen Bedingungen entwickelt hatte, wurde damals nicht weiter untersucht. Es kann nur eine Kümmerversion dessen gewesen sein, was daraus hätte werden können.

Noch heute wachsen die meisten Menschen auf unserer Erde unter Bedingungen auf, die dazu führen, daß sie die prinzipiell vorhandenen Möglichkeiten zur Ausbildung eines hochkomplexen, vielfach vernetzten und zeitlebens lernfähigen Gehirns nicht ausschöpfen können. Und noch heute sind die meisten Menschen auf unserer Erde gezwungen, ihr Gehirn zeitlebens auf eine sehr einseitige Weise zu nutzen und für ganz bestimmte Zwecke einzusetzen.

Das gilt nicht nur für diejenigen, die tagaus, tagein damit beschäftigt sind, ihre wichtigsten Grundbedürfnisse zu befriedigen, indem sie versuchen, ausreichend Nahrung heranzuschaffen, lebensgefährliche Übergriffe, Bedrohungen und Krankheiten abzuwenden, einen ruhigen Platz zum Schlafen zu finden und vielleicht noch einen Sexualpartner zu gewinnen und eine Familie zu gründen.

Das gilt auch für all jene, die irgendwann in ihrem Leben eine ganz bestimmte Strategie zur Bewältigung ihrer Ängste und zur Aufrechterhaltung ihrer inneren Ordnung gefunden haben und diese einmal gefundene Strategie anschließend immer wieder zwanghaft in der gleichen Weise einsetzen, weil sie glauben, daß sich damit alle anderen Probleme ebenfalls lösen lassen. Die dabei in ihrem Hirn aktivierten Verschaltungen werden so immer effizienter verknüpft und gebahnt, bis aus den anfänglichen kleinen »Nervenwegen« allmählich feste Straßen und schließlich sogar breite »Autobahnen« entstanden sind. Aus der primären Bewältigungsstrategie ist dann ein eingefahrenes Programm geworden, das das gesamte weitere Denken, Fühlen und Handeln der betreffenden Menschen bestimmt. Zwanghaft sind sie darum bemüht, immer wieder solche Bedingungen zu schaffen und aufrechtzuerhalten, unter denen sie die Zweckmäßigkeit ihrer einmal entwickelten Fähigkeiten unter Beweis stellen können. Solange ihnen das gelingt, werden sie bei der Bewältigung bestimmter Aufgaben immer besser, immer effizienter und immer erfolgreicher. Sie scheitern aber meist kläglich, sobald sich die Verhältnisse ändern und neue Herausforderungen auf sie zukommen, die mit den alten, eingefahrenen Verschaltungsmustern in ihrem Hirn nicht zu bewältigen sind. Auch ein solch einseitig programmiertes, immer wieder auf die gleiche Weise für dieselben Zwecke benutztes Gehirn bleibt eine Kümmerversion dessen, was daraus hätte werden können.

So gibt es Computerfreaks, die von Kindesbeinen an so intensiv auf den Tastaturen ihrer PCs herumgehackt und sich in eigenen Computerwelten bewegt haben, daß sie später als Erwachsene außerstande sind, ein direktes Gespräch zu führen oder (meist handelt es sich dabei ja um Männer) eine Frau mit etwas anderem als ihrem PC zu verzaubern. Es gibt mathematische Genies, die außerstande sind, eine Möwe von einer Gans zu unterscheiden, und Fußballartisten, die kaum bis drei zählen können. Es gibt Geigenvirtuosen, die weder schwimmen noch Fahrrad fahren, und Schachmeister, die weder singen noch tanzen können.

Wie diese Beispiele zeigen, ist es durchaus nicht immer von Vorteil, ein Gehirn zu besitzen, dessen endgültige Verschaltungen durch die Art und Weise bestimmt werden, wie man sein Gehirn benutzt oder zu benutzen gezwungen ist. Was aus einem solch plastischen, lernfähigen Gehirn wird, ob die ihm innewohnenden Möglichkeiten zur Ausbildung komplexer Verschaltungsmuster genutzt werden können, hängt eben ganz entscheidend von den Bedingungen ab, in die ein Mensch hineingeboren wird und unter denen er sein Leben zu gestalten hat. Wo es nicht genug zu essen gibt, wo das eigene Leben und das der Familie, in der man aufwächst, ständig in Gefahr ist, beschränkt sich jeder Austausch mit anderen Menschen auf das, was zur Überwindung dieser Not beiträgt. Wo Neid und Mißgunst herrschen und jeder des anderen Feind ist, kann kein Gefühl der Zusammengehörigkeit entwickelt werden. Dann wird jede Form des Austauschs mit anderen Menschen von der Notwendigkeit zur Selbstbehauptung und Selbstdarstellung bestimmt.

Kein Mensch kann sich die Bedingungen aussuchen, unter denen er aufwächst und die ersten wichtigen Erfahrungen macht, die darüber entscheiden, wie und wofür er sein Gehirn benutzt und welche Verschaltungsmuster dort ausgebildet und stabilisiert werden. Vor 100 000 Jahren gab es noch keine so differenzierte Sprache wie heute. Für vieles, worüber wir uns heutzutage mühelos, oft sogar nicht nur in unserer Muttersprache, sondern in einer später erlernten Fremdsprache verständigen, hatten die Menschen damals noch keine Worte. Ihre Möglichkeiten, individuell gemachte oder kulturell erworbene Erfahrungen auszutauschen und das entsprechende Wissen weiterzugeben, waren deshalb noch sehr eingeschränkt. Auch eine Schriftsprache zur Weitergabe von Erfahrungen und Wissen von einer Generation zur nächsten war damals noch nicht entwickelt. Wäre aber einer dieser frühen Vorfahren des Menschen heute zur Welt gekommen, spräche er fließend Deutsch wie wir, hätte er gelesen, was wir heutzutage so lesen, könnte er sich auch noch in Englisch oder einer anderen Sprache mit Menschen aus anderen Kulturkreisen verständigen und austauschen, und das alles genauso gut oder schlecht wie wir heutzutage. Die Anlagen dazu waren vor 100 000 Jahren bereits vorhanden, nur die Bedingungen dafür, daß diese Anlagen in der Weise genutzt werden konnten, wie wir sie heute nutzen können, gab es damals noch nicht.

Was sich in dieser jüngsten Etappe der Evolution entscheidend verändert hat, waren nicht die zur Ausbildung eines hochkomplexen, vielfach vernetzten und zeitlebens lernfähigen menschlichen Gehirns erforderlichen genetischen Anlagen, sondern die zur Entfaltung dieser Möglichkeiten notwendigen Voraussetzungen. Sie mußten im Verlauf der bisherigen Entwicklungsgeschichte erst allmählich von Generation zu

Generation geschaffen und aufrechterhalten werden. Jeder Entwicklungsschritt, jede Entdeckung und jede Erfindung, die die Menschen eines bestimmten Kulturkreises machten, versetzte sie in die Lage, die bisherige Art der Nutzung ihres Gehirns zu erweitern und auszudehnen. Und in dem Maß, wie sie davon Gebrauch machten, konnten auch die in ihrem Hirn angelegten Verschaltungsmuster zunehmend komplexer ausgeformt werden.

Bis heute ist dieser Prozeß der fortschreitenden Optimierung unserer eigenen Entwicklungsbedingungen nicht abgeschlossen. Er ist in den verschiedenen Kulturen unterschiedlich schnell abgelaufen und unterschiedlich weit vorangekommen. Die Möglichkeiten zur Gestaltung der jeweiligen Lebens- und Entwicklungsbedingungen der Menschen eines bestimmten Kulturkreises wurden ganz wesentlich von den in einem bestimmten Lebensraum vorgefunden natürlichen Gegebenheiten bestimmt. Im Verlauf der weiteren Entwicklung spielten die von den Vorfahren übernommenen Strategien der individuellen und kollektiven Lebensbewältigung, das bis dahin akkumulierte Wissen, die bis dahin entwickelten Fähigkeiten und Fertigkeiten sowie die tradierten gemeinsamen Vorstellungen und Grundüberzeugungen eine immer wichtigere Rolle. Arbeitsteilung und Spezialisierung führten zu einer zunehmenden Zergliederung und hierarchischen Strukturierung der ursprünglichen Gemeinschaften. Damit begann die schichtenspezifische Gestaltung der jeweiligen Nutzung des Gehirns.

Zu jedem Zeitpunkt dieses Entwicklungsweges liefen sowohl einzelne Mitglieder der Gemeinschaft wie auch einzelne Schichten oder Gruppen der Gesellschaft – sogar ganze Kulturen – immer wieder Gefahr, ganz bestimmte, einmal entwickelte und als besonders erfolgreich bewertete Strategien der Lebensbewältigung und die damit verbundenen Fähigkeiten und Fertigkeiten, Grundüberzeugungen und Wertvorstellungen immer weiter auszubauen und zu festigen. Auf diese Weise kam es zu einer von Generation zu Generation immer stärker werdenden *Kanalisierung* der Entwicklungsbedingungen ihrer Nachkommen. Die damit einhergehende Einschränkung der Nutzungsmöglichkeiten des Gehirns dieser Nachkommen begünstigte die Bahnung ganz bestimmter, besonders intensiv benutzter Verschaltungen auf Kosten anderer, weniger häufig aktivierter Nervenzellverbindungen. Je besser das gelang, um so genauer wurde die nachwachsende Generation für die effiziente Durchsetzung bestimmter Ziele (der Familie, der Sippe, der Schicht, der Gesellschaft, der kulturellen Gemeinschaft) programmiert. Extreme Beispiele hierfür findet man noch heute bei manchen Naturvölkern, etwa den verschiedenen Volksgruppen in Papua-Neuguinea, die in weitgehender Isolation voneinander sehr eigenständige, bisweilen sogar bizarr anmutende kulturspezifische Kanalisierungsprozesse durchlaufen haben (Küsten-, Hochland-, Fluß- und Waldbewohner). Familienspezifische Kanalisierungsprozesse können zur Herausbildung hochspezialisierter Leistungen und Fähigkeiten in bestimmten Berufen (Handwerker-, Kaufmanns- und Beamtendynastien), bestimmten Künsten (Artistenfamilien, Musikerfamilien) oder sehr fragwürdigen Betätigungsfeldern (Mafia, Camorra) führen.

Der über einige Generationen mit dieser zunehmenden Spezialisierung erzielte Vorteil verwandelte sich jedoch immer dann in einen fatalen Nachteil, wenn sich die äußeren Bedingungen zu verändern begannen und es auf andere Fähigkeiten und Fertigkeiten, Vorstellungen und Handlungskonzepte ankam. Diese Bedingungen änderten und ändern sich zwangsläufig: auf der Ebene des einzelnen allein dadurch, daß jeder Mensch älter wird, sich mit anderen austauscht, Erfahrungen hinzugewinnt, aber auch Kompetenzen verliert und neue Lösungen suchen muß. Auf der Ebene der Familie durch von außen auf die Nachkommen einwirkende Einflüsse anderer Menschen und im Fall einer Eheschließung vor allem durch die Einflüsse aus der Familie des Ehepartners. Auf der Ebene einzelner Schichten und Gruppierungen durch die Entwicklung neuer Technologien, die Nutzung neuer Ressourcen und die damit einhergehenden strukturellen Veränderungen innerhalb der Gesellschaft. Und schließlich auf der Ebene ganzer Kulturen durch zunehmende Vermischung, verstärkten Kontakt, Handel und Austausch mit anderen Kulturen.

Einzelne Familien, Schichten, Gruppen oder auch ganze Kulturen haben im Verlauf unserer Geschichte immer wieder versucht, diesen Prozeß der fortschreitenden Öffnung und Vermischung aufzuhalten. Dauerhaft anzuhalten oder gar umzukehren war er an keinem Ort der Erde. Überall sind Menschen mit ihrem lernfähigen Gehirn in der Lage, ihren Wissensschatz zu erweitern, neue Fähigkeiten und Fertigkeiten zu erwerben und neue Erfahrungen zu machen. Und überall wird dieses Wissen, werden diese Fähigkeiten und Vorstellungen an andere Menschen weitergegeben, von anderen Menschen übernommen und mit anderen Menschen ausgetauscht. In der Vergangenheit geschah das meist unfreiwillig und unbewußt (durch Handel, Kriege, Migrationen etc.). Heute läßt sich dieser Prozeß der Weitergabe und des Austausches von Informationen zwischen Menschen aus unterschiedlichen Familien, Schichten, Gruppen, Ländern und Kulturen bewußt und gezielt gestalten. Wir sind damit erstmals in der Lage, die bisher noch immer kanalisierend auf die endgültige Ausformung des Gehirns wirkenden Entwicklungs- und Lebensbedingungen gezielt zu erweitern, um auf diese Weise einseitige Bahnungen bestimmter neuronaler Verschaltungsmuster in unserem Gehirn zu verhindern. Erst wenn diese einseitigen, von uns selbst geschaffenen Programmierungen schrittweise geöffnet werden, können wir die genetischen Potenzen zur Ausbildung eines zeitlebens lernfähigen, komplex vernetzten menschlichen Gehirns nutzen, zu einer subtileren Wahrnehmung und Verarbeitung von Veränderungen unserer äußeren Welt und zu immer intensiverem Austausch mit anderen Menschen, zur effizienteren Aufrechterhaltung unserer inneren Welt und nicht zuletzt zur Gestaltung optimaler Entwicklungsbedingungen für unsere Kinder. Prototypen derartiger Gehirne sind im Lauf der Menschheitsgeschichte bereits häufiger als Einzelexemplare entstanden (wenn Sie dieses Buch zu Ende gelesen haben, fallen Ihnen vielleicht einige Beispiele hierfür ein). In Serie ist dieses neue Modell bisher noch nicht gegangen.

3 Hinweise auf bereits erfolgte Installationsmaßnahmen ─────

Hätten Sie ein Gehirn wie ein Stichling, dann bräuchten Sie sich keine Gedanken darüber zu machen, was Sie in jedem Frühjahr dazu bringt, das ewig gleiche Hochzeitsritual mit Ihrem Partner aufzuführen. Sie würden sich nicht einmal darüber ärgern, daß Sie immer dann, wenn Sie dabei gestört werden, mit der ganzen Prozedur wieder von vorn beginnen müßten, um sie zu einem erfolgreichen Ende zu bringen. Und wenn Ihre Kinder dann erwachsen geworden wären und zur Paarungszeit anfingen, den gleichen Tanz wie Sie aufzuführen, würden Sie sich auch nicht wundern, wieso Ihre Nachkommen dieses komplizierte Ritual beherrschen, ohne es je zuvor beobachtet und eingeübt zu haben. Sie könnten sich ganz einfach darauf verlassen, daß all die Nervenzellverschaltungen, die ein Stichling in seinem Stichlingshirn zum Überleben und zum Fortpflanzen braucht, dort auch immer wieder auf die gleiche Weise installiert werden. Die genetischen Programme, die das zustande bringen, sind so alt und so wenig veränderlich wie die Stichlinge und ihr sonderbarer Hochzeitstanz.

Hätten Sie ein Gehirn wie eine Graugans und wären Sie unmittelbar nach dem Schlupf von Konrad Lorenz aufgezogen worden, so würden Sie im Frühjahr das gleiche genetisch programmierte Verpaarungsritual wie alle anderen Gänse aufführen, allerdings nicht vor einer Gans oder einem Ganter, sondern vor Konrad Lorenz. Trotz der offenkundigen Erfolglosigkeit all Ihrer Bemühungen würden Sie wohl versuchen, ihn auch im nächsten Frühjahr wieder auf die gleiche Weise zur Paarung zu bewegen. Zu einem Zeitpunkt, als einige der in Ihrem Hirn angelegten Verschaltungen noch nicht fertig ausgereift waren, wäre das Bild des alten Mannes fest in Ihrem

Gänsekükengehirn verankert worden, und diese Verschaltungsmuster wären für den Rest Ihres Lebens ebenso fest installiert, als hätte sie ein genetisches Programm geformt.

Mit einem Affenhirn hätten Sie noch ein paar mehr Erfahrungen als so eine Gans machen und entsprechend verankern können. Manche dieser erfahrungsbedingten Verschaltungsmuster hätten Sie später vielleicht sogar wieder auflösen oder durch neue Installationen überlagern können. Aber Sie hätten weder begreifen noch abschätzen können, ob diese einmal erfolgten Installationen auch weiterhin für Sie von Nutzen sind, ob Sie sie also auch weiterhin behalten wollen. Um zu entscheiden, ob die bisher in Ihrem Gehirn angelegten und Ihr Fühlen, Denken und Handeln bestimmenden Verschaltungen für den Rest Ihres Lebens so bleiben oder aber verändert werden sollten, brauchen Sie ein lebenslang lernfähiges Gehirn. Falls Sie der Meinung sind, daß Sie das nicht haben, können Sie hier mit dem Lesen dieser Bedienungsanleitung aufhören.

Falls Sie sich zum Weiterlesen entschließen, sollten Sie jedoch an dieser Stelle noch einen Augenblick innehalten und sich klarmachen, was es für Sie bedeutet, wenn Sie erfahren, daß die bisher in Ihrem Gehirn erfolgten Installationen nicht so optimal verlaufen sind, wie es eigentlich wünschenswert gewesen wäre. Es geht um die Frage der Schuld und darum, wie Sie mit der Erkenntnis umgehen wollen, daß ohne Ihr Zutun bereits vor Ihrer Geburt, während Ihrer Kindheit und im Verlauf Ihres späteren Lebens bestimmte Verschaltungen in Ihrem Hirn entstanden sind, die Ihr Fühlen, Denken und Handeln noch heute maßgeblich bestimmen.

Wen oder was wollen Sie dafür verantwortlich machen? Die genetischen Anlagen, die Ihnen Ihre Eltern als zufällige Kombination ihrer eigenen Anlagen mit auf den Weg gegeben haben? Die familiären Verhältnisse, unter denen Sie aufgewachsen sind und die dazu geführt haben, daß Sie nur ganz bestimmte, vielleicht sehr einseitige Erfahrungen machen und in Ihrem Gehirn verankern konnten? Oder die gesellschaftlichen Gegebenheiten, die Kultur, die Zeit, die Region, in die Sie hineingeboren wurden und hineingewachsen sind und die Ihre bisherigen Entwicklungs- und Lebensbedingungen und damit auch die Nutzungsmöglichkeiten Ihres Gehirns ganz entscheidend bestimmt, womöglich sogar erheblich eingeengt haben?

Zu ganz anderen Zeiten, in ganz anderen Kulturen, bei ganz anderen Eltern wären auch Sie ganz anders geworden. Sie hätten ein anderes Gehirn und würden damit ganz anders fühlen, denken und handeln. Sie wären nicht so, wie Sie heute sind, ja, Sie würden sich mit größter Wahrscheinlichkeit nicht einmal selbst wiedererkennen. All das, was Ihre Persönlichkeit ausmacht, das, worauf Sie stolz sind, ebenso wie das, was Sie an sich selbst nicht mögen, worunter Sie vielleicht sogar leiden, Ihre Schwächen und Stärken, Ihre Fähigkeiten und Kenntnisse, Ihre Wünsche und Erwartungen, auch Ihre Träume und Ängste, sind Ergebnis und Ausdruck der Installationen, der neuronalen Verschaltungsmuster, die bisher in Ihrem Hirn entstanden sind. Sie sind ein Produkt von Zufälligkeiten, von zufällig in Ihrem Genom vermischten Anlagen und von zufällig vorgefundenen Bedingungen, unter denen sich manche dieser Anlagen besonders gut, andere nur sehr schlecht entfalten konnten.

»Das Wasser nimmt die guten und schlechten Eigenschaften der Schichten an, durch die es läuft, und der Mensch die des Klimas, in welchem er geboren wird« (Gracián*). Die Suche nach den Schuldigen für das geistige, gesellschaftliche oder familiäre Klima, in das man hineingeboren worden ist, hat im nachhinein wenig Sinn, sie kann eigentlich nur einem einzigen Zweck dienen, nämlich zu erkennen, wie man selbst an der Gestaltung eines bestimmten Klimas mitwirkt, um nicht selbst erneut aus Unwissenheit schuldig werden zu müssen. Denn das Klima, in dem Menschen künftig aufwachsen und leben, läßt sich ebenso verändern wie die Art und Weise, wie wir unser Gehirn fortan benutzen.

---

* Gracián, Baltasar (1647): Hand-Orakel und Kunst der Weltklugheit. Übertr. von Arthur Schopenhauer. Zürich, 1993.

3.1 Optimal gelungene Installationen

Um die genetisch angelegten Möglichkeiten zur Ausbildung hochkomplexer und zeitlebens veränderbarer Verschaltungen in vollem Umfang nutzen zu können, braucht ein menschliches Gehirn optimale Entwicklungsbedingungen. Bereits vor der Geburt darf es nicht zu störenden Veränderungen mit den für sein Wachstum erforderlichen Bausteinen, Substraten, Kofaktoren und anderen Substanzen kommen, die die Ausreifung des während dieser Phase sehr schnell wachsenden Gehirns beeinflussen. Hierzu zählen nicht nur Unzulänglichkeiten der plazentaren Versorgung oder Stoffwechselstörungen der Mutter, sondern auch die Einnahme von Wirkstoffen durch die Mutter, die über die Plazenta das sich entwickelnde Gehirn des Föten erreichen und das dort herrschende – und die dort ablaufenden Ausreifungsprozesse steuernde – Bedingungsgefüge verändern (Alkohol, Nikotin, Drogen, Medikamente etc.). Auch Veränderungen der Konzentrationen bestimmter, im Blut der Mutter zirkulierender Hormone, Wachstumsfaktoren und anderer Signalstoffe, die durch seelische oder körperliche Belastungen während der Schwangerschaft ausgelöst werden, können die Hirnentwicklung beeinflussen.

Gegen Ende der Schwangerschaft sind verschiedene Sinnesorgane und die dazugehörigen Verschaltungen im Gehirn des Föten bereits so weit ausgereift, daß er damit seine ersten sinnlichen Wahrnehmungen macht. Er spürt das Schaukeln, schmeckt das Fruchtwasser, hört den Herzschlag der Mutter und andere Geräusche, auch Stimmen und Musik von außen. Alles, was in seine Welt vordringt und was es wahrzunehmen imstande ist, verbindet das ungeborene Kind mit der Sicherheit und Geborgenheit, die in dieser seiner Welt normalerweise herrscht. Plötzlich und möglicherweise wiederholt während der Schwangerschaft auftretende Störungen, etwa laute Geräusche, aber auch Angst und Streß der Mutter, die der Fötus als Veränderungen ihres Herzschlags wahrnimmt und die mit Veränderungen der mütterlichen Blutversorgung und der

Ausschüttung verschiedener Hormone einhergehen, können dazu führen, daß dieses Gefühl von Geborgenheit bei manchen Kindern schon zum Zeitpunkt ihrer Geburt nur sehr schwach ausgeprägt ist. Sie kommen dann bereits unsicherer und ängstlicher zur Welt und sind weitaus schwerer durch mütterliche Zuwendung zu beruhigen als diejenigen, denen solche intrauterinen Erfahrungen erspart geblieben sind.

Die erste tiefgreifende Angst und Streßreaktion erlebt jeder Mensch bei seiner Geburt. Verzweifelt muß er nach dieser dramatischen Veränderung seiner bisherigen Lebenswelt nach einem Weg suchen, um sein verlorengegangenes inneres Gleichgewicht wiederzufinden. Die wichtigste Erfahrung, die jedes Neugeborene während der ersten Tage und Wochen in dieser neuen Welt machen kann und machen muß und die seinen weiteren Entwicklungsweg entscheidend prägt, wird als Gefühl in seinem Gehirn verankert. Es ist das Gefühl, daß es in der Lage ist, seine Angst zu bewältigen. Damit dieses Gefühl entstehen kann, muß das Neugeborene seine Angst zum Ausdruck bringen können, und es ist darauf angewiesen, daß sein Schreien gehört wird, daß sich jemand (normalerweise die Mutter) ihm zuwendet, es wiegt, es an die Brust nimmt, zu ihm spricht, es wärmt und beruhigt. Nur wenn das Baby jemanden findet, der es ihm ermöglicht, wieder möglichst viel von dem zu spüren und wahrzunehmen, was es bereits aus seinem bisherigen Leben im Mutterleib kennt und was es mit der dort vorgefundenen Sicherheit und Geborgenheit verbindet, kann es seine Angst überwinden und sein inneres emotionales Gleichgewicht wiederfinden.

Je häufiger ihm das gelingt, um so tiefer wird die Erfahrung in seinem Gehirn verankert, daß es durch eine eigene Leistung in der Lage ist, seine Angst mit Hilfe dieser Mutter zu bewältigen. Sein Selbstvertrauen wächst dabei ebenso wie sein Vertrauen in die Fähigkeiten seiner Mutter, ihm Sicherheit und Geborgenheit bieten zu können. Das Kind entwickelt eine enge emotionale Bindung an diese Mutter (oder an eine andere primäre Bezugsperson) und übernimmt im weiteren Verlauf seiner Entwicklung nicht nur all diejenigen Fähigkeiten und Fertigkeiten, Vorstellungen und Haltungen von ihr, die ihm zur eigenen Lebensbewältigung wichtig erscheinen. Es weitet auch seine emotionale Bindung auf all diejenigen Personen aus, die dieser Mutter wichtig sind, mit denen sie emotional verbunden ist und in deren Gegenwart das Kind sich ebenfalls sicher und geborgen fühlt. Das ist normalerweise zunächst der Vater, später kommen Großeltern, Verwandte und andere, den Eltern nahestehende Personen hinzu. Auch deren Fähigkeiten, Haltungen und Vorstellungen eignet sich das Kind um so leichter und besser an, je enger es sich mit diesen Menschen verbunden fühlt.

Es geht einem Kind während dieser Phase nicht viel anders als einem auskeimenden Samenkorn, das zunächst mit einer sich immer stärker verzweigenden Wurzel in das Erdreich vordringt, sich dort fest verankert und die für die Ausbildung von Sproß und Blättern erforderlichen Nährstoffe sammelt. Kindern gelingt die Ausbildung solcher Wurzeln nur dann, wenn ihnen während ihrer ersten Lebensjahre Gelegenheit gegeben wird, enge, sichere und feste Bindungen zu möglichst vielen anderen Menschen mit sehr unterschiedlichen Fähigkeiten, Vorstellungen und Begabungen zu entwickeln. Bei einem Samenkorn entscheiden die genetischen Anlagen darüber, ob der Keim entweder eine Pfahlwurzel oder eine Flachwurzel ausbildet. Bei Kindern entstehen sehr tiefreichende, aber wenig verzweigte Wurzeln immer dann, wenn der Boden, auf dem sie aufwachsen, nur von einem oder sehr wenigen und sehr gleichartigen Menschen bestimmt wird. Sehr flache Wurzeln bilden sie immer dann aus, wenn sie zwar mit sehr vielen und sehr unterschiedlichen Menschen Beziehungen eingehen, es sich dabei aber um Personen handelt, die ihnen nur wenig Sicherheit und Geborgenheit bieten.

Damit sie nicht beim kleinsten Sturm umfallen, brauchen Bäume auf sumpfigem Grund möglichst tiefreichende, auf felsigem Grund möglichst flach ausgebreitete Wurzeln. Was Kinder brauchen, sind Wurzeln, mit denen sie sich überall und bei jedem Wetter festhalten können. Aus der Wiege der Menschheit, aus Afrika, stammt eine uralte Weisheit, die in einem Satz zusammenfaßt, welche Entwicklungsbedingungen Kinder vorfinden müssen, um die genetischen Anlagen zur Ausbildung eines zeitlebens lernfähigen, komplex verschalteten Gehirns in vollem Umfang nutzen zu können. »Um ein Kind richtig aufzuziehen«, sagt ein afrikanisches Sprichwort, »braucht man ein ganzes Dorf.« In einer dörflichen Gemeinschaft finden Kinder hinreichend viele und hinreichend unterschiedliche Anregungen und Herausforderungen, um sich ein möglichst breites Spektrum verschiedenster Kompetenzen anzueignen und die dabei in ihrem Gehirn aktivierten Verschaltungen zu bahnen und zu festigen. Und in einem Dorf können Kinder einen wachsenden Kreis fester, sicherer Bindungen zu sehr unterschiedlichen Menschen entwickeln und die Erfahrung machen, daß sie innerhalb dieser Gemeinschaft Schutz und Geborgenheit finden.

Dörfer, in denen das funktioniert, sind selten geworden, auch in Afrika. Und wenn es solche Dörfer noch irgendwo gibt, reicht das, was sie bieten, heutzutage kaum noch aus, um ihren Kindern Gelegenheit zu geben, auch das so gut zu entwickeln, was sie ebenso dringend brauchen wie Wurzeln: Flügel. Flügel, mit denen sie über die Grenzen und Beschränktheiten der Gemeinschaft, in der sie nun einmal zufälligerweise aufgewachsen sind, hinwegfliegen können. Auch diese Flügel wachsen nicht von allein. Kinder, die sich in der Welt, in der sie aufgewachsen sind, nicht sicher fühlen, haben Angst vorm Fliegen. Die Pfahlwurzler sind so fest in ihren wenigen Bindungen verhaftet, daß sie nicht hochkommen, und die Flachwurzler laufen allzuleicht Gefahr, schon abzuheben und davonzuschweben, bevor ihre Flügel so weit entwickelt sind, daß sie damit auch die Richtung ihres Fluges bestimmen können.

Ob ein Kind hinreichend tragfähige und handhabbare Flügel entwickeln konnte, läßt sich meist erst dann erkennen, wenn es erwachsen wird und seine Flügel zu benutzen beginnt. Bei Ratten, die ein weit weniger plastisches, lernfähiges Gehirn besitzen als der Mensch, läßt sich jedoch recht gut nachweisen, was in diesem Gehirn passiert, wenn man sie unter Bedingungen aufwachsen läßt, die es ihnen ermöglichen, wenigstens ganz kleine Flügel, eben Rattenflügel, auszubilden: Ihre Hirnrinde ist dann dicker, sie enthält mehr synaptische Kontakte, die Nervenzellen besitzen längere und verzweigtere Fortsätze, es gibt dort mehr Gliazellen und sogar mehr und stärker verästelte Blutgefäße zur Versorgung der komplexer verschalteten Nervenzellen. Als Erwachsene bewältigen sie schwierige Aufgaben geschickter, sind kompetenter und haben weniger Angst vor Neuem als ihre unter »normalen« Bedingungen in den üblichen Käfigen aufgewachsenen Geschwister, die keine Gelegenheit hatten, in Sippen groß zu werden, vielfältige Kontakte mit den anderen Gruppenmitgliedern einzugehen, Baue zu graben und eine möglichst bunte Rattenwelt mit vielen unterschiedlichen Herausforderungen und Anregungen zu entdecken. Das Wichtigste sieht man jedoch erst dann, wenn die so aufgewachsenen Tiere alt geworden sind, also nach etwa zwei Jahren. Dann findet man im Gehirn der »normal« aufgezogenen Ratten bereits eine Vielzahl degenerativer Veränderungen, während das Gehirn dieser »Flügelratten« noch ganz normal aussieht. »Matthäus-Prinzip« haben das die Hirnforscher genannt, nach dem Satz aus dem Evangelium: »Wer hat, dem wird gegeben.«

3.2 Mangelhaft gelungene Installationen

Das menschliche Gehirn ist zum Zeitpunkt der Geburt noch sehr unreif. Hinreichend entwickelt sind nur diejenigen neuronalen Verschaltungen, die zum Überleben während der ersten Lebensphase unbedingt erforderlich sind, etwa für die Regulation basaler Körperfunktionen, für die Verarbeitung lebenswichtiger Sinneswahrnehmungen und für die Koordination erster motorischer Reaktionen. Ihre wichtigste Aufgabe ist es, bei Bedrohungen und Störungen der inneren Ordnung eine Reaktion in Gang zu setzen, die geeignet ist, das verlorengegangene innere Gleichgewicht wiederherzustellen. Das gelingt um so besser, je deutlicher ein Kind sowohl seinen Unmut über ein ungestilltes Bedürfnis wie auch seine Befriedigung über die erfolgreiche Stillung dieses Bedürfnisses zum Ausdruck bringen kann. Ersteres bringt normalerweise jemanden dazu, ihm beizustehen. Letzteres sorgt dafür, daß die Bereitschaft zur Hilfestellung auch in Zukunft erhalten bleibt.

Beide Fähigkeiten sind nicht bei allen Kindern gleichermaßen ausgeprägt. Und nicht jede Mutter ist in der Lage, die Signale richtig zu deuten, mit denen ihr Kind seine jeweilige Befindlichkeit zum Ausdruck bringt. Ebensowenig sind alle Mütter gleichermaßen gut dazu befähigt, den jeweiligen Grund des Unbehagens ihres Babys zu erkennen und abzustellen. Auch die Freude, die ein Baby zeigt, wenn es ihm gelungen ist, sein inneres Gleichgewicht wiederzufinden, wird nicht von allen Müttern gleich gut erkannt und, was noch wichtiger ist, durch eine eigene, für das Kind erkennbare Reaktion der Freude beantwortet und verstärkt.

Es gibt Kinder, die bereits sehr viel ängstlicher zur Welt kommen als andere. Und es gibt Kinder, die nach ihrer Geburt Bedingungen vorfinden, die ihnen wenig Gelegenheit bieten, sich sicher und geborgen zu fühlen. Sie machen seltener als andere Kinder die Erfahrungen, daß sie durch eine eigene Leistung in der Lage sind, eine Störung ihres inneren Gleichgewichts durch die Mithilfe der Mutter (oder einer anderen Bezugsperson) zu beheben und sich gemeinsam mit ihr über die gelungene Aktion zu begeistern. Es gibt seelisch kranke Mütter, unreife Mütter, unglückliche und unzufriedene Mütter, von Selbstzweifeln geplagte, unsichere und ängstliche Mütter, launische und unbeständige Mütter, übermäßig selbstbezogene oder fremdbestimmte Mütter, es gibt geplagte und überlastete Mütter, harte und unsensible Mütter, haltlose und haltsuchende Mütter, es gibt ganz einfach sehr viele Mütter, die ihren Kindern die für die optimale Entwicklung ihres Gehirns erforderlichen Bedingungen nicht bieten können. Zwischen ihnen und ihren Kindern entsteht anstelle einer sicheren, dem Kind Halt bietende Bindung eine sehr unsichere; das Kind wird entweder zu stark umklammert und an der Entfaltung seiner Fähigkeiten gehindert, oder aber es wird zu stark sich selbst überlassen und bei der Entfaltung seiner Fähigkeiten unzureichend stimuliert und gelenkt.

Die Folgen derartiger unsicherer Bindungen an die primäre Bezugsperson für die weitere Entwicklung des kindlichen Gehirns sind um so schwerwiegender und nachhaltiger, je weniger das Kind im Lauf seiner weiteren Entwicklung Gelegenheit hat, enge emotionale Bindungen mit anderen Personen einzugehen. Das ist immer dann der Fall, wenn die Mutter selbst keine solchen Bindungen zu anderen Menschen besitzt, wenn also die Beziehung der Mutter zum Vater des Kindes, zu ihren eigenen Eltern und anderen Familienangehörigen ebenfalls nur unsicher geblieben ist und sie auch keine engen und sicheren emotionalen Bindungen zu anderen Personen entwickelt hat. Je weniger die Mutter als primäre Bezugsperson selbst in ein enges, ihr Sicherheit und Geborgenheit bietendes Beziehungsgeflecht mit möglichst vielen und möglichst unterschiedlichen anderen Menschen eingebettet ist, desto größer wird die Gefahr der Bahnung sehr einseitiger, ausschließlich von dieser Mutter bestimmter Grundmuster des Denkens, Fühlens und Handelns und der diesen Haltungen zugrundeliegenden neuronalen Verschaltungen im sich entwickelnden Gehirn dieses Kindes.

Gelingt es einem Kind, neben der Mutter noch weitere Personen zu finden, die ihm bei der Überwindung seiner Ängste behilflich sind und ihm das Gefühl von Sicherheit und Geborgenheit vermitteln, so werden auch die Grundhaltungen, die Fähigkeiten und Fertigkeiten und die emotionalen Bindungen dieser Bezugsperson übernommen und im kindlichen Gehirn verankert. Nur so lassen sich allzu einseitige, ausschließlich von der primären Bezugspersonen kanalisierte Entwicklungen und die damit einhergehenden frühen Programmierungen der im kindlichen Gehirn angelegten Verschaltungen vermeiden. Es ist dabei wichtig, daß sich der kanalisierende Einfluß dieser sekundären Bezugsperson vom kanalisierenden Einfluß der primären Bezugsperson, also der Mutter, hinreichend stark unterscheidet. Am besten eignet sich hierfür ein Vater. Aber ebenso, wie nicht alle Frauen optimale Mütter werden, sind nicht alle Männer gleichermaßen befähigt und in der Lage, als liebevolle, einfühlsame »Programmöffner« auf die Hirnentwicklung ihrer Kinder einzuwirken, indem sie ihnen Gelegenheit geben, eine Welt zu entdecken, die anders als die ihrer Mütter aussieht. Vielfach ist das, was Väter ihren Kindern bieten, ein Kontrastprogramm, das alternativ oder gar autoritär neben das der Mutter gesetzt wird und das Kind anstatt zu einer Synthese zu einer fatalen Entscheidung zwingt: entweder sein Gefühl oder seinen Verstand zu benutzen, sich entweder nach innen oder nach außen zu orientieren, entweder in Abhängigkeit gebunden zu bleiben oder bindungslos autonom zu werden.

Ob das Kind sich so oder so, also für die Übernahme der vom Vater oder der von der Mutter vorgegebenen Verhaltensmuster entscheidet, hängt davon ab, bei wem es sich sicherer und geborgener fühlt und wessen Strategien ihm geeigneter erscheinen, um sich im Leben zurechtzufinden, seine Ängste und Unsicherheiten zu bewältigen und sein inneres Gleichgewicht aufrechtzuerhalten. Häufig ist das nicht ein und dieselbe Person. Dann muß sich das Kind durch einen Dschungel widerstreitender Gefühle zwischen der Zuneigung zu einer warmherzigen Mutter, die (laut Vater) nichts kann, und der Anlehnung an einen übermächtigen Vater, der (scheinbar) alles kann, hindurcharbeiten. Die frühe Ablösung von beiden Elternteilen ist dann meist der einzige Ausweg aus diesem Gestrüpp.

Wenn einer der beiden Elternteile beides bietet oder beider Vorstellungen, Grundhaltungen und Kompetenzen sich nicht wesentlich unterscheiden, läuft das Kind Gefahr, diese Vorstellungen, Grundhaltungen und Kompetenzen alternativlos zu übernehmen, auch wenn sie sich für die weitere Gestaltung seines eigenen Lebensweges später als unzulänglich, wenn nicht gar enorm hinderlich erweisen. Entkommen kann ein Kind dieser Gefahr der frühen Bahnung und Verfestigung ganz bestimmter Muster der Wahrnehmung und der Verarbeitung nur dann, wenn es ihm gelingt, innerhalb seines Lebensbereichs andere Menschen zu finden, die ihm ebenfalls ein Gefühl von Sicherheit und Geborgenheit vermitteln, die aber anders denken, fühlen und handeln als seine Eltern, die über ein anderes Wissen verfügen, andere Erfahrungen gemacht und andere Fertigkeiten entwickelt haben.

Die meisten Kinder wachsen jedoch in familiären, dörflichen, religiösen und kulturellen Gemeinschaften auf, deren Mitglieder ganz bestimmte gemeinsame, oft sehr einseitige Vorstellungen, Grundüberzeugungen und Haltungen teilen, die über ein weitgehend identisches, begrenztes Wissen verfügen und die einzelne Fähigkeiten auf Kosten anderer entwickelt haben. Kinder können in solchen Gemeinschaften Sicherheit und Geborgenheit nur finden – und ihre Ängste bewältigen –, indem sie sich die tradierten Denk-, Gefühls- und Verhaltensmuster der Mitglieder dieser Gemeinschaft aneignen. Die dabei immer wieder in ihrem Gehirn aktivierten neuronalen Verschaltungen werden auf diese Weise immer fester etabliert. Je früher es zu derartigen Programmierungen kommt, desto bestimmender werden sie für die weitere Lebensgestaltung und desto schwerer sind sie im Lauf des späteren Lebens wieder auflösbar.

Prinzipiell ist die Gefahr der Bahnung sehr einseitiger neuronaler Verschaltungsmuster um so größer, je häufiger ganz bestimmte Strategien der Angstbewältigung von einem Menschen im Lauf seiner Entwicklung immer wieder eingesetzt und subjektiv als besonders erfolgreich bewertet werden. Beispiele für derartige bis zur psychischen Abhängigkeit gebahnte Bewältigungsstrategien sind Karrieresucht, Erfolgssucht, Geltungssucht, Streitsucht, Prunksucht, Vergnügungs-(Ablenkungs-)sucht, Spiel-(Aufregungs-)sucht. Häufig werden auch bestimmte, durch die Nahrungsaufnahme ausgelöste Beruhigungseffekte zur Angstbewältigung genutzt und bis zur Abhängigkeit gebahnt (Eßsucht, Magersucht). Das gleiche gilt für Drogen und Medikamente, die aufgrund ihrer angstmindernden, sedierenden oder euphorisierenden Wirkungen zur Angstbewältigung eingesetzt werden (Medikamentensucht, Drogensucht).

Je beschränkter das Spektrum an Bewältigungsstrategien ist, das sich eine Person im Lauf ihres bisherigen Lebens anzueignen imstande war, desto größer wird die Wahrscheinlichkeit des Scheiterns angesichts neuartiger psychosozialer Konflikte und seelischer Belastungen. Solche Menschen sind oft außerstande, adäquate Lösungsstrategien für neuartige Herausforderungen zu finden, und neigen aus diesem Grund dazu, ihre Ängste und die damit einhergehende unkontrollierbare Streßreaktion durch Rückgriff auf in ihren Augen bewährte, für den außenstehenden Betrachter jedoch oftmals schwer nachvollziehbare, Bewältigungsstrategien beherrschbar zu machen. Bei manchen Personen kommt es zu mehr oder weniger deutlichen Rückzugsversuchen in eigene, selbstgeschaffene Welten, die deshalb Sicherheit bieten, weil sie bestimmte Aspekte früh gebahnter und noch immer als erfolgreich bewerteter Lösungsstrategien beinhalten. Andere Personen neigen in solchen Konfliktsituationen zu aktiven, nach außen gerichteten Lösungsversuchen, zum Rückgriff auf alte, subjektiv als erfolgreich bewertete Strategien der Aneignung von Macht (Wutausbrüche) oder Zurschaustellung von Statussymbolen (Angeberei).

Die Chancen, eine unkontrollierbare Angst- und Streßreaktion mit Hilfe einer dieser frühen, einmal gebahnten und nun unbewußt aktivierten Bewältigungsstrategien tatsächlich kontrollierbar machen zu können, sind jedoch normalerweise nur sehr gering. Aus diesem Grund versuchen viele Menschen, angesichts unbewältigbarer, diffuser Probleme ganz bestimmte Situationen herbeizuführen, die sie mit Hilfe ihrer alten Bewältigungsstrategien kontrollieren können. Welche konkreten Situationen eine bestimmte Person durch ihr eigenes Verhalten heraufbeschwört, um sich selbst immer wieder zu bestätigen, daß sie in der Lage ist, die daraus resultierenden Probleme zu bewältigen, ist von ihren bisher bei der Bewältigung von Angst und Streß gemachten Erfahrungen abhängig. Manche Menschen inszenieren Situationen, in denen sie die Hilfsbereitschaft anderer wecken, andere verfolgen mit ihren Inszenierungen das Ziel, ganz bestimmte eigene Kompetenzen erneut unter Beweis stellen zu können. Manche versuchen aber auch, sich selbst mit Hilfe solcher Inszenierungen immer wieder zu beweisen, daß es ihnen nichts ausmacht und daß sie damit umgehen können, daß es also für sie kontrollierbar ist, von liebgewonnenen, Sicherheit bietenden Bezugspersonen abgelehnt zu werden oder erneute Bestätigungen ihrer eigenen Inkompetenz zu erfahren. Diese Verhaltensweisen können schließlich, je häufiger sie von einer Person zur Angstbewältigung eingesetzt und subjektiv als erfolgreich bewertet werden, bis zur Abhängigkeit gebahnt und in zwanghafter Weise immer dann eingesetzt werden, wenn sich die betreffende Person bedroht fühlt oder verunsichert wird.

4 Korrektur von Installationsdefiziten___

Hätten Sie das Gehirn eines Maulwurfs, so könnten Sie sich nicht vorstellen, wovon jemand redet, der Ihnen von der hellen Sonne, von all den Wiesen voller Blumen und den bunten Schmetterlingen erzählt, die da oben, nur wenige Zentimeter über Ihnen, umherflattern. Sie würden sich einfach umdrehen und so weiterbuddeln wie bisher, im Dunkeln, mit Ihren verkümmerten Augen und der dazugehörigen verkümmerten Sehrinde in Ihrem kleinen Maulwurfgehirn. Sie würden nicht einmal versuchen, sich vorzustellen, wie es da oben, nur ein kleines Stück über Ihnen, wohl aussehen mag.

Sie haben aber kein Maulwurfgehirn, und selbst wenn Sie aufgrund eines genetischen Defekts oder durch eine andere Störung blind zur Welt gekommen wären, so könnten Sie sich doch in Gedanken irgendwie ausmalen, wie all die bunten Wiesen und Schmetterlinge um sie herum aussehen. All das hätten auch Sie nie gesehen, aber Sie hätten von anderen davon gehört und später darüber in Blindenschrift gelesen. Anstatt sich in ihre angeborenermaßen dunkle Welt einzubuddeln, hätten Sie versucht, das Unsichtbare durch besonders intensives Hören, Fühlen und Vorstellen doch irgendwie sichtbar zu machen. Und diejenigen Bereiche ihres Gehirns, die Sie dafür besonders intensiv benutzt hätten, wären dann auch viel komplexer und feiner herausgeformt worden. Im Gegensatz zu einem Maulwurfgehirn ist ein menschliches Gehirn eben in der Lage, selbst ein genetisch bedingtes Installationsdefizit auszugleichen.

Wie überall im Leben gelingt eine solche Korrektur auch im Gehirn um so besser, je früher sie in Angriff genommen wird. Aber selbst im erwachsenen Gehirn kommt es nach einer Erblindung noch zu tiefgreifenden Veränderungen der für die Wahrnehmung und die Verarbeitung von Sinneseindrücken verantwortlichen neuronalen Verschaltungen. Manche dieser Veränderungen lassen sich sogar mit Hilfe bildgebender Verfahren darstellen, besonders eindrucksvoll in einem bestimmten Areal in der Hirnrinde, das für die Verarbeitung von Sinneseindrücken aus den Fingerkuppen zuständig ist. Es beginnt sich auszuweiten, wenn jemand nach einer Erblindung mit den Fingerspitzen die Blindenschrift zu lesen erlernt. Und am leichtesten fällt das Erlernen der Blindenschrift denjenigen, die ihren Tastsinn besonders gut bewahrt und geschärft haben. Aber nicht nur sensorische, auch motorische, für die Bewegungskoordination zuständige Netzwerke der Hirnrinde können sich an neue Nutzungsbedingungen anpassen, beispielsweise nach der Amputation von Gliedmaßen, etwa des Zeigefingers, oder nach Hirninfarkten, die zu partiellen Lähmungen führen, beispielsweise des rechten Arms. Nach dem Verlust eines Zeigefingers werden all die Verschaltungen weiter ausgebaut und verbessert, die man zur Bewegungssteuerung anderer Finger, besonders von Daumen und Mittelfinger, nunmehr verstärkt benutzt. Und wenn sich der rechte Arm nicht mehr bewegen läßt, werden die für die Bewegungskoordination des linken Arms zuständigen Areale in der Hirnrinde so lange modifiziert, bis man damit selbst als Rechtshänder perfekt schreiben kann. Noch besser wäre es freilich, den noch nutzbaren linken Arm daran zu hindern, all das zu übernehmen, was der rechte nicht mehr leisten kann. Das wird neuerdings bei bestimmten Rehabilitationsmaßnahmen versucht, und zum großen Erstaunen der Hirnforscher läßt sich auf diese Weise eine bisher unvorstellbare Neuverschaltung im Gehirn dieser Patienten erreichen. Der gelähmte Arm wird so wieder, sicher nicht für alles, aber doch für vieles nutzbar.

Dieses nutzungsabhängige plastische Potential des menschlichen Gehirns wird jedoch nicht nur dann sichtbar, wenn es zu Ausfällen gekommen ist. Auch die besonders intensive Nutzung einzelner Bereiche eines ansonsten ganz normalen Gehirns kann dazu führen, daß die für diese Aufgaben zuständigen neuronalen Netzwerke komplexer, dichter und bisweilen sogar größer werden. So ist die für die räumliche Orientierung zuständige Region im Gehirn von Taxifahrern in London (die diese Region offenbar besonders intensiv benutzen) um so größer, je länger sie dieser Tätigkeit bereits nachgehen.

Die Hirnforscher, die all das herausgefunden haben, waren höchst verwundert über dieses Ausmaß an nutzungsabhängiger Veränderbarkeit des menschlichen Gehirns. Heißt es doch, konsequent zu Ende gedacht, daß unser Gehirn so wird, wie wir es benutzen. Diejenigen Verschaltungen, die wir besonders häufig und besonders erfolgreich aktivieren, um uns in der Welt zurechtzufinden, werden immer stärker ausgebaut, und diejenigen, die wir dazu nicht oder nur sehr selten einsetzen, bleiben entweder so, wie sie sind, oder beginnen allmählich zu verkümmern. Da es keine zwei Menschen gibt, die in ihrem bisherigen Leben exakt die gleichen Erfahrungen gemacht und ihr Gehirn auf exakt die gleiche Weise benutzt haben, ist jedes Gehirn, so wie es nun einmal bisher geworden ist, einzigartig. Und da jeder Mensch sich zu jedem Zeitpunkt seines Lebens dafür entscheiden kann, sein Gehirn künftig etwas anders zu benutzen als bisher, ist er auch in der Lage, die in seinem Gehirn bis dahin entstandenen Installationsdefizite zu korrigieren. Die meisten dieser Defizite sind durch ständige Wiederholung einmal eingeschlagener und entweder für richtig erachteter oder nie ernsthaft hinterfragter Strategien der Wahrnehmung, des Fühlens, Denkens und Handelns fest im Gehirn verankert worden. Es gibt nur einen Weg zur Wiedererlangung eines Gehirns, mit dem man sowohl sehen als auch fühlen, sowohl riechen als auch hören, sowohl tanzen als auch musizieren, sowohl rational denken als auch intuitiv erspüren kann. Diesen Weg kannten manche Menschen bereits vor ein paar tausend Jahren. Eine uralte chinesische Weisheit lautet: »Nicht dort, wo du es schon zur Meisterschaft gebracht hast, sollst du dich weiter erproben, sondern dort, wo es dir an solcher Meisterschaft mangelt.«

4.1 Ungleichgewichte zwischen Gefühl und Verstand

Es gibt Menschen, die von ihren Gefühlen so sehr beherrscht werden, daß sie rationalen Argumenten kaum zugänglich sind. Sie treffen ihre Entscheidungen »aus dem Bauch« heraus. Ihre Beziehungen zu anderen Menschen kommen bei ihnen entweder »aus dem Herzen« oder gehen ihnen »zu Herzen«. Es fällt ihnen schwer, und sie lehnen es oft sogar kategorisch ab, ein Problem durch sachliche Analyse mit Hilfe ihres Verstandes zu lösen. Jemand, der das so versucht, ist ihnen zuwider. Sie sind stolz darauf, ein »Gefühlsmensch« zu sein. Sie finden sich so, wie sie sind, völlig in Ordnung und verspüren wenig Lust, darüber nachzudenken, weshalb sie so geworden sind, wie sie sind.

Es nützt wenig, einen solchen Menschen daran zu erinnern, daß er möglicherweise während seiner Kindheit eine sehr enge Bindung zu einer primären Bezugsperson (meist war das die Mutter) eingegangen ist, die ihm sehr viel Sicherheit und Geborgenheit geboten hat, nicht weil sie besonders viel wußte oder viel konnte, sondern weil sie einfach immer da war und sich auch dann, wenn es Schwierigkeiten gab, die er als Kind selbst zu lösen imstande war, wie eine Glucke schützend über ihn gestellt hat. Ebenso vergeblich ist es, einen solchen Menschen darauf hinzuweisen, daß es durchaus nicht wünschenswert wäre, wenn alle Menschen so stark wie er von ihren Gefühlen geleitet würden, daß es auch Menschen gibt, deren Herzen von Haß, Habgier, Neid und Eifersucht erfüllt sind und die »aus dem Bauch« heraus andere Menschen vergewaltigen, verstümmeln oder umbringen und dabei größte Lust empfinden.

Mit logischen Argumenten ist solchen »Gefühlsmenschen« deshalb so schwer beizukommen, weil ihnen die Erfahrung fehlt und nicht in ihrem Hirn verankert worden ist, daß sich Probleme mit Hilfe ihres Verstandes lösen lassen. Diese Erfahrung können sie nur machen, wenn sie jemanden finden, der ihnen hilft, wieder so wie ein dreijähriges Kind Spaß daran zu haben und neugierig darauf zu sein, ihren Verstand zu benutzen, um all das zu begreifen, was um sie herum und in ihnen vorgeht. Sie müssen nicht belehrt, sondern sie müssen ermutigt werden, hinauszugehen und die Welt nicht nur einfach wahrzunehmen, sondern selbst zu entdecken. Es muß ihnen Gelegenheit geboten werden, sich Wissen anzueignen, das ihnen hilft, hinter die Fassade zu schauen, verborgene, von außen nicht sichtbare Zusammenhänge zu erkennen und sich auf diese Weise besser als bisher in der Welt zurechtzufinden. Hilfestellung kann dabei nur jemand bieten, der beides, Denken und Fühlen, gleichermaßen gut entwickelt hat und beides zusammen benutzen kann.

Nicht viel anders ergeht es all jenen Menschen, die aufgrund ihrer persönlichen, meist ebenfalls schon sehr früh gemachten Erfahrungen zu der Überzeugung gelangt sind, daß ihr Verstand, ihr angeeignetes Wissen und ihre erworbenen kognitiven Fähigkeiten und Fertigkeiten das einzige sind, worauf sie sich verlassen können. Solche Menschen lehnen alles, was aus dem Bauch oder aus dem Herzen kommt, meist kategorisch, ab. Sie mißtrauen ihren eigenen Gefühlen, haben wenig Verständnis für die Empfindungen anderer Menschen und versuchen, alles »mit kühlem Kopf« zu regeln. Sie sind meist sehr stolz auf ihre intellektuellen Fähigkeiten, betrachten sie als eine besondere Begabung, haben aber von sich aus genauso wenig Lust wie die »Gefühlsmenschen«, lange darüber nachzudenken, weshalb sie so geworden sind, wie sie sind.

Man kann diese »Verstandesmenschen« aber leichter dazu überreden. Oft finden sie dann selbst heraus, daß es während ihrer Kindheit jemanden gab (meist war das der Vater), der vor allem deshalb großen Eindruck auf sie gemacht hat, weil er anscheinend alles wußte, alles so klar analysieren konnte und sich mit Hilfe seines Verstandes scheinbar bestens in der Welt zurechtfand. Worüber sie nicht gern nachdenken oder gar reden, sind die Gründe dafür, weshalb sie vor ihren Gefühlen Angst bekommen haben und seit wann sie deshalb begonnen haben, diese »aus dem Bauch« und »aus dem Herzen« kommenden Gefühle mit Hilfe ihres Verstandes zu kontrollieren, also zu unterdrücken. Manchmal gelingt es, einen solchen Menschen zu dem Eingeständnis zu bringen, daß es jemanden gab, der seine Gefühle verletzt hat. Jemand, der ihm ganz am Anfang sehr nahe stand, bei dem er sich bis dahin ganz sicher und geborgen fühlte, und daß er diese Person (meist ist das eine zur Gruppe der Gefühlsmenschen zählende Mutter) seitdem verachtet, ablehnt und vielleicht sogar haßt. Wie es dazu gekommen ist, weiß er nicht, nur daß sie ihm mit ihrer »Gefühlsduselei« furchtbar auf die Nerven gegangen ist, daran kann er sich erinnern. Es fällt diesen Menschen (meist handelt es sich um beruflich recht erfolgreiche Männer) sehr schwer zu begreifen, daß sie selbst es waren, die sich von ihrer engen Bindung an die Mutter gelöst haben, als sie zu merken begannen, daß diese Mutter zu wenig wußte und zu wenig verstand, um sich damit erfolgreich in der Welt draußen außerhalb der Familie behaupten zu können. Weil enttäuschte Liebe als Gefühl nicht auszuhalten ist, haben diese Menschen versucht, ihre Gefühle mit Hilfe ihres Verstandes zu unterdrücken.

Je besser das einem enttäuschten Menschen gelungen ist, desto schwerer lassen sich diese vergrabenen Gefühle später wieder hervorholen. Und wenn sie aus irgendwelchen Gründen (meist in einer sexuellen Beziehung) plötzlich hochkommen, sind solche Menschen meist außerstande, damit umzugehen. Was sie wieder lernen müssen, ist nicht, daß es Gefühle gibt, sondern daß es möglich ist, seine Gefühle zuzulassen. Sie müssen wieder lernen, keine Angst mehr vor den eigenen Gefühlen zu haben. Dazu brauchen sie jemanden, der ihnen Gelegenheit gibt, die Erfahrung zu machen, daß die Fähigkeit zu fühlen und diesen Gefühlen Ausdruck zu verleihen, ihr Leben bereichert, es bunt und abwechslungsreich und sie selbst reicher und liebenswerter macht. Auch diese Hilfestellung kann nur von solchen Menschen kommen, deren Fähigkeiten zum Denken und Fühlen gleichermaßen gut entwickelt sind.

Ohne solche Unterstützung gibt es sowohl für »Gefühls-« wie auch für »Verstandesmenschen« nur noch eine Notlösung, um die in ihrem Gehirn entstandenen einseitigen Verschaltungsmuster aufzulösen: eine schwere seelische Krise. In deren Verlauf kommt es über die Aktivierung einer lang anhaltenden Streßreaktion zur Destabilisierung der in ihrem Hirn etablierten Verschaltungen. Eine solche Krise bietet bisweilen die Chance, die alten, eingefahrenen Denk- und Gefühlsmuster wieder zu verlassen. Sie kann aber allzuleicht zu einer Gefahr für die Aufrechterhaltung der gesamten inneren Ordnung eines Menschen werden. Gelingt es einem Menschen nicht oder nicht rasch genug, die sein bisheriges Denken, Fühlen und Handeln bestimmenden neuronalen Verschaltungen umzugestalten, so wird dieser Destabilisierungsprozeß zu einer lebensgefährlichen (krank machenden) Bedrohung.

4.2 Ungleichgewichte zwischen Abhängigkeit und Autonomie

Wenn Kinder zur Welt kommen, sind sie auf die Hilfe Erwachsener angewiesen. Sie brauchen jemanden, der sie wärmt, nährt, sauberhält und sich mit ihnen beschäftigt. Und immer dann, wenn sie Angst haben, brauchen sie jemanden, der ihnen beisteht und ihnen zeigt, daß es möglich ist – und später auch, *wie* es möglich ist –, diese Angst zu überwinden. Wenn ein Kind das Glück hat, jemanden zu finden, der ihm immer dann, wenn es Angst hat, beisteht und ihm Geborgenheit und Sicherheit bietet, werden all die dabei aktivierten Verschaltungen in seinem Gehirn gebahnt. Auf diese Weise entsteht eine enge Bindung an die primäre Bezugsperson.

Viele Mütter wissen das und festigen diese Bindung spielerisch, indem sie sich immer wieder kurzzeitig verstecken, um anschließend, genau dann, wenn das Kind Angst bekommt, wieder aufzutauchen. Wenn Kindern das Gefühl vermittelt wird, daß sie in der Lage sind, die verschwundene Mutter durch eine eigene Reaktion wieder herbeizuholen, wächst ihr Vertrauen in ihre eigene Fähigkeit, bedrohliche Situationen meistern zu können. Auch die dabei aktivierten Verschaltungen werden gebahnt. So entsteht Selbstvertrauen, Vertrauen in die eigene Kompetenz bei der Bewältigung von Problemen. Im Verlauf der weiteren Entwicklung erweitert sich der Kreis sicherheitbietender Bezugspersonen, und das Kind eignet sich all die Kompetenzen, Grundhaltungen und Verhaltensweisen an, die diese Personen besitzen und die das Kind für die Aufrechterhaltung seiner inneren Ordnung, für die Bewältigung von Angst und Streß als wichtig bewertet. Indem es sein Wissen, seine Fähigkeiten und seine Kompetenzen erweitert und immer mehr eigene Erfahrungen macht, verlieren die frühen Bindungen ihre ursprüngliche sicherheitbietende Bedeutung. Dramatisch verschärft wird diese Entwicklung während der Pubertät, wenn die dabei einsetzende Produktion von Sexualhormonen zu tiefgreifenden Veränderungen des eigenen Körpers wie auch des bisherigen Denkens, Fühlens und Verhaltens führen. Am Ende dieses Entwicklungsweges ist aus dem anfänglich noch völlig abhängigen Baby ein selbstbestimmender, in ein komplexes Netz sozialer Beziehungen eingebundener Mensch geworden.

Leider klappt das nicht immer. Es gibt nicht wenige erwachsene Menschen, denen es nicht gelungen ist oder die nicht genügend Gelegenheit hatten, sich während ihrer Kindheit und Adoleszenz hinreichend viele eigene Kompetenzen anzueignen, vielfältige eigene Erfahrungen zu machen und das für eine autonome Entwicklung erforderliche Selbstvertrauen auszubilden. Sie bleiben entweder in einer abhängigen Beziehung zu ihren primären Bezugspersonen oder suchen sich Partner, mit denen sie diese abhängige Beziehung weiterführen können. Bekommen sie Kinder, so entwickeln sie auch zu diesen eine abhängige und abhängig machende »Klammerbeziehung«. Was solche Menschen brauchen, ist jemand, der ihnen Mut macht, eigene Kompetenzen zu entdecken und zur weiteren Lebensgestaltung einzusetzen.

Das andere Extrem der Auslenkung des Gleichgewichts zwischen Abhängigkeit und Autonomie findet man bei all jenen Menschen, denen es nicht gelungen ist oder die keine Möglichkeiten hatten, während ihrer frühen Entwicklung stabile, sichere Bindungen zu primären Bezugspersonen herauszubilden. Eine Ursache hierfür ist Mißbrauch, eine andere, häufigere ist Vernachlässigung.

Wenn ein Kind in eine Situation gerät, die in krassem Widerspruch zu all seinen bisher erworbenen Erfahrungen steht und an der es mit all seinen bisher angeeigneten und bisher erfolgreich eingesetzten Bewältigungsstrategien scheitert, so kann das zu einer psychischen Traumatisierung führen. Sie stellt den Extremfall einer unkontrollierbaren Belastung dar, die ein Mensch erleben kann. Am häufigsten geraten Mädchen in eine solche Situation, die von ihrem Vater oder einer engen Bezugsperson unter Duldung der Mutter mißhandelt werden.

Gelingt es dem Kind nach einer solchen traumatischen Erfahrung nicht, diese unkontrollierbare Streßreaktion irgendwie anzuhalten, so ist es verloren, denn die dadurch ausgelösten Destabilisierungsprozesse können lebensbedrohliche Ausmaße annehmen. Jedes traumatisierte Kind spürt das und wird deshalb mit allen ihm zur Verfügung stehenden Mitteln versuchen, die traumatische Erfahrung und die anschließend immer wieder aufflammenden Erinnerungen an das erlebte Trauma unter Kontrolle zu bringen. Bewährte Strategien, die es zur Bewältigung seiner Ängste eingesetzt hat, wurden angesichts des erlebten Traumas ad absurdum geführt. Auf elterliche Unterstützung kann es sich nicht mehr verlassen. Der Glaube an eine fremde, göttliche Macht ist ihm ebenso verlorengegangen wie der Glaube an seine eigene Kraft. Die einzige Strategie, die ihm nun noch Linderung verschaffen kann, ist die Abkoppelung der traumatischen Erfahrung aus dem Erinnerungsschatz, ihre Ausklammerung durch eine gezielt veränderte Wahrnehmung und assoziative Verarbeitung von

Phänomenen der Außenwelt. Es ist gezwungen, innere Schutz-
mechanismen gegen die immer wieder aufflackernden Erinnerungen an das Trauma aufzubauen. Falls es eine Strategie
findet, die es ihm ermöglicht, die traumatische Erinnerung und
die damit einhergehende unkontrollierbare Streßreaktion
kontrollierbar zu machen, hört der Destabilisierungsprozeß
auf, und es werden nun all die neuronalen Verschaltungen gefestigt und gebahnt, die zur »erfolgreichen« Bewältigung seiner durch die traumatischen Erinnerung ausgelösten Ängste
aktiviert werden. Auf diese Weise entstehen zunächst kleine,
durch ihre wiederholte »erfolgreiche« Nutzung aber schließlich immer breiter und effektiver werdende zentralnervöse
»Umgehungsstraßen« und »Umleitungen«, »Verbotszonen«
und »Rastplätze«. Manchen mißhandelten Kindern gelingt es
auf diese Weise, die Erinnerung an das erlebte Trauma zu unterdrücken. Manche spalten sich in zwei Personen, von denen
nur eine mißbraucht, die andere aber unversehrt geblieben ist.
Manche betrachten die mißhandelten Bereiche ihres Körpers
als ihnen nicht mehr zugehörig und verlieren dort alle Empfindungen. Manche verfallen in stereotype Bewegungsmuster
oder versuchen, sich immer wieder selbst zu verletzen.

Gefunden werden diese Lösungen mehr oder weniger rasch
und meist intuitiv, aber bis die dabei benutzten Verschaltungen hinreichend effektiv gebahnt sind, können Monate und
Jahre vergehen. Die dabei ablaufenden Bahnungsprozesse
können so tiefgreifend und weitreichend werden, daß die Erinnerung an das traumatische Erlebnis schließlich nicht mehr
abrufbar ist. Zwangsläufig sind all diese gebahnten Abwehr-
strategien daher individuelle Lösungen, die sich deutlich von
den »normalen« Bewältigungsstrategien nicht traumatisierter
Kinder unterscheiden. Damit geraten solche traumatisierten
Kinder in ein »soziales Abseits« und werden oft als persön-
lichkeitsgestört oder antisozial bezeichnet. So schließt sich ein
fataler Teufelskreis, aus dem das betroffene Kind auch dann,
wenn es erwachsen geworden ist, aus eigener Kraft nicht mehr
herausfindet.

Eine zweite, weitaus häufigere Ursache für die Entstehung früher Bindungsstörungen ist ein Mangel an emotionaler Zuwendung. Es gibt viele Eltern, die noch sehr stark mit sich selbst beschäftigt sind, denen ihre berufliche Karriere enorm wichtig ist, die sich selbst verwirklichen, viel erleben und das Leben genießen wollen. Sie kümmern sich intensiv um ihr Aussehen, ihre Hobbys, ihre Wohnungseinrichtung und um die Anschaffung und Zurschaustellung unterschiedlicher Statussymbole. Kinder sind solch selbstbezogenen Eltern bei der Verwirklichung ihrer individuellen Ziele oft hinderlich, und sie werden ihnen mit ihrem Bedürfnis nach Aufmerksamkeit, Geborgenheit und Zuwendung allzuleicht lästig. Meist tun diese Eltern ihre Pflicht, jedenfalls das, was sie für ihre Pflicht halten, und das bisweilen sogar besonders gut. Sie sorgen für eine richtige Ernährung, für Sauberkeit und hygienische Verhältnisse, ansprechende, modische Kleidung und allen möglichen äußerlichen Klimbim, von dem sie glauben, er sei wichtig für ihr Kind. Sie beruhigen ihr (schlechtes) Gewissen, indem sie das Kind nach Kräften verwöhnen. Was ihr Kind aber wirklich braucht, nämlich daß sie ganz und gar da sind, daß sie sich ihm voll und ganz, also emotional, geistig und körperlich zuwenden, wenn es verunsichert ist und Angst hat, schenken diese Eltern ihren Kinder nicht oder zumindest nicht dann, wenn sie es besonders dringend brauchen. Deshalb sind solche Kinder oft bereits sehr früh gezwungen, sich auf sich selbst zu verlassen.

Bei ihnen ist die emotionale Bindung an primäre Bezugspersonen nur unzureichend entwickelt. Sie sind gezwungen, den daraus resultierenden Mangel an emotionaler Sicherheit durch verstärkte Selbstbezogenheit zu kompensieren. So schaffen sie sich eine eigene, von ihnen selbst bestimmte Lebenswelt und schirmen sich gegenüber fremden Einflüssen und Anregungen ab, die nicht mit ihren Vorstellungen übereinstimmen. In dieser Welt gibt es keine wirklichen Herausforderungen mehr. Es können keine vielfältigen neuen Erfahrungen gemacht und im sich entwickelnden Gehirn verankert werden. Wichtige Entwicklungsprozesse im kindlichen Gehirn finden nicht mehr oder nur eingeschränkt statt. Für das Lernverhalten der Kinder bedeutet dies ein Rückgang an Motivation, Verstehen, Behalten, Erinnern, Erkennen von Zusammenhängen und eine eingeschränkte Fähigkeit beim Erkennen und Lösen von Konflikten. Ihr Sozialverhalten wird bestimmt von zunehmendem Rückzug in selbstgeschaffene Welten, Ablehnung fremder Vorstellungen und aggressiver Verteidigung ihrer eigenen Ansichten und Haltungen.

Meist handelt es sich hierbei um sehr rigide, einseitige, pseudoautonome Strategien der Angstbewältigung. Die dabei aktivierten neuronalen Verschaltungen werden um so nachhaltiger gebahnt, je früher und je häufiger sie eingesetzt werden. Sie können schließlich das gesamte Fühlen, Denken und Handeln dieser Kinder bestimmen. Die betreffenden Kinder grenzen sich zunehmend von den Vorstellungen anderer ab, vor allem denen Erwachsener. Ihr mangelndes Einfühlungsvermögen behindert sie beim Erwerb einer Vielzahl unterschiedlicher sozialer Kompetenzen. Damit fehlt ihnen die Grundvoraussetzung dafür, um gemeinsam mit möglichst vielen, unterschiedlichen Menschen nach tragfähigen Lösungen suchen und Verantwortung für sich und andere übernehmen zu können.

Die Auswirkungen früher Bindungsstörungen auf die Entwicklung des Gehirns und der Persönlichkeit sind im späteren Leben nur schwer korrigierbar. Menschen, die bereits als Kinder mißhandelt oder vernachlässigt worden sind, haben Angst vor körperlicher und emotionaler Nähe. Wenn es ihnen nicht gelingt, diese Angst zu überwinden, bleiben sie zeitlebens isoliert, ichbezogen und bindungsunfähig. Manche haben Glück und finden jemanden, der sie versteht und ihnen hilft, allmählich wieder Beziehungen zu anderen Menschen einzugehen, das Vertrauen in menschliche Bindungen wiederzuerlangen und sich auf die gemeinsame Suche nach gemeinsamen Lösungen einzulassen. Manche scheitern irgendwann an den selbstzerstörerischen Folgen ihrer autonomen Bewältigungsstrategien. Sie werden krank und durchlaufen eine schwere seelische Krise, die ihnen unter glücklichen Umständen Gelegenheit zu einem Neuanfang bietet. Aber auch dieser Neuanfang kann nur gelingen, wenn ihnen jemand dabei hilft, und zwar jemand, der selbst ein Gleichgewicht zwischen Autonomie und Abhängigkeit gefunden hat.

4.3 Ungleichgewichte zwischen Offenheit und Abgrenzung

Manche Kinder kommen bereits mit einer unglaublichen Offenheit zur Welt, bei manchen entwickelt sie sich erst nach der Geburt. Sie sind bereits als Kleinkinder enorm wach und aufnahmefähig, allem Neuen interessiert zugewandt, schlafen wenig und scheinen vor nichts Angst zu haben. Sie besitzen einen ungeheuren Drang, sich zu bewegen und das, was in ihnen vorgeht, zum Ausdruck zu bringen. Diese Kinder neigen dazu, mehr in sich aufzunehmen, als sie tatsächlich verarbeiten, das heißt, zu konsistenten inneren Bildern der sie umgebenden äußeren Welt zusammenfügen können. Sie laufen deshalb allzuleicht Gefahr, in der auf sie einströmenden Flut von Informationen zu ertrinken, vor allem dann, wenn sie deren Bedeutungsgehalt noch nicht erschließen können. Wenn es ihren Eltern nicht gelingt, ein Umfeld zu schaffen, das hinreichend geordnet und strukturiert ist, kann ihnen ihre besondere Begabung zum Verhängnis werden. Die Strategien, die sie zur Abwehr dieser Reizüberflutung entwickeln, reichen von Verhaltensauffälligkeiten über Aufmerksamkeitsstörungen bis hin zur Ausbildung eines hyperkinetischen Syndroms (»Zappelphilipp«).

Zu starker Offenheit läßt sich nur durch um so stärkere Strukturierung des Alltagsgeschehens begegnen, nicht um das Erleben des Kindes einzuschränken, sondern um ihm die Möglichkeit zu bieten, all das, was gleichzeitig auf sein Gehirn einströmt, ordnen, sortieren und damit kontrollierbar machen zu können.

Das andere Extrem findet man bei Menschen, die ebenfalls oft bereits als Babys oder Kleinkinder dadurch auffallen, daß sie sich nur extrem wenig von all dem beeindrucken lassen, was um sie herum geschieht. Sie wirken irgendwie abwesend und in sich gekehrt, sind nicht sehr neugierig und wenig begeisterungsfähig. Ihr Bedürfnis oder ihre Fähigkeit, all das, was in ihnen vorgeht, zum Ausdruck zu bringen, ist nicht besonders ausgeprägt. Wenn sie spielen, dann am liebsten immer das gleiche, und wenn sie sich bewegen, dann am liebsten nicht allzu wild und ungestüm.

Diese Kinder sind nicht besonders ängstlich, sondern machen eher den Eindruck, als ruhten sie unerschütterlich in sich selbst wie ein Fels in der Brandung. Auch das ist eine besondere Begabung, aber zu starke Verschlossenheit kann sich ebenso nachteilig auf die weitere Entwicklung auswirken wie übermäßige Offenheit. Zu stark verschlossene Kinder laufen Gefahr, zu wenig von der Welt mitzubekommen. Da in ihrer Welt dann auch wenig passiert, können sie nur selten die Erfahrung machen, daß es wichtig ist, eigene Kompetenzen zu erwerben, von anderen Menschen bei der Lösung ihrer Probleme unterstützt zu werden und selbst für andere von Bedeutung zu sein. Sie entwickeln so weder hinreichend starke Bindungen zu anderen Menschen noch besonders viele eigene Kompetenzen. Was ihnen helfen kann und was sie brauchen, ist genau das Gegenteil von dem, was diejenigen brauchen, die zu aufnahmefähig und zu offen sind. Sie brauchen Menschen, von denen hinreichend starke Reize ausgehen, die etwas mehr Chaos in ihre Welt bringen, etwas mehr Unvorhersehbarkeit, Unregelmäßigkeit und Unstrukturiertheit, also Menschen, mit denen sie immer wieder etwas erleben, das ihnen unter die Haut geht, ihr emotionales Gleichgewicht erschüttert und sie zwingt, nach neuen Lösungen zu suchen.

5 Unterhaltungs- und Wartungs-
maßnahmen

Hätten Sie das Gehirn eines Maulwurfs, so könnten Sie es zeitlebens nur so benutzen, wie es sich aufgrund der darin angelegten neuronalen Verschaltungen benutzen läßt: eben für ein Leben als Maulwurf. Und indem Sie so ein Maulwurfleben führten, hätten Sie auch schon alles getan, was an Unterhaltungs- und Wartungsmaßnahmen für ein solches Gehirn erforderlich ist.

Ihr Gehirn ist aber nicht so fest verdrahtet wie das eines Maulwurfs, und Sie können es für viele, sehr verschiedene Aufgaben einsetzen. Wenn Sie es wollen, können Sie Ihr Gehirn durch jahrelange Übungen bei einem persischen Sufi-Meister so weit bringen, daß es Sie ohne zurückzuschrecken über glühende Kohlen laufen oder Pfeile durch ihre sensibelsten Körperteile stecken läßt. Sie können ihm bei einem indischen Jogi beibringen, Ihre Atmung, Ihren Herzschlag und eine Reihe anderer, normalerweise autonom von tieferen Zentren Ihres Gehirns gesteuerter Körperfunktionen so stark willentlich zu beeinflussen, daß Ihr Arzt, wenn Sie ihm diese Fähigkeiten vorführen, an allem zu zweifeln beginnt, was er in seinen westlichen Lehrbüchern bisher über autonome Regulation gelernt hat. Sie können auch bei den Inuit, den Eskimos, lernen, wie man zwanzig verschiedene Eissorten auseinanderhält, und bei den Eingeborenen des Amazonasgebiets, daß sich über hundert verschiedene Abstufungen der Farbe Grün erkennen und benennen lassen. Wenn Sie wollen, können Sie aber auch Jongleur werden und Ihr Gehirn dazu bringen, seine Fähigkeiten der Bewegungskoordination so lange auszubauen, bis Sie mit zwei Händen sieben Bälle gleichzeitig in der Luft zu halten imstande sind. Und wenn Ihnen nichts anderes einfällt, haben Sie auch die Möglichkeit, Ihr Gehirn besonders intensiv mit dem Betrachten bunter Bilder im Fernsehen, mit dem Lösen von Kreuzworträtseln, mit Computerspielen oder mit dem Auswendiglernen von Telefonbüchern zu beschäftigen. Auch dabei werden bestimmte neuronale Verschaltungen benutzt und stabilisiert.

Der Mensch kann sich also im Unterschied zum Maulwurf nicht nur frei entscheiden, wofür er sein Gehirn benutzen will, sondern auch, was er daraus machen möchte. Immer dann, wenn er eine bestimmte Entscheidung gefällt hat und sie konsequent zu verwirklichen beginnt, braucht er sich um weitere Unterhaltungs- und Wartungsmaßnahmen für sein Gehirn eigentlich nicht mehr zu kümmern. Er darf sich nur nicht mehr von dem einmal eingeschlagenen Weg abbringen lassen. Sein Gehirn wird allein dadurch, daß er es künftig nur noch dafür benutzt, wofür er sich einmal entschieden hat, in seiner inneren Organisation immer besser an die von ihm verlangten Leistungen angepaßt. Wo ein Wille ist, ist auch ein Weg, und wenn der Wille stark genug ist und derselbe Weg immer wieder benutzt wird, entsteht daraus allmählich eine Straße und irgendwann sogar eine Autobahn, auch im Hirn. Und weil es dann immer schwerer fällt, diese eingefahrenen Bahnen später wieder einmal zu verlassen, sollte die Entscheidung, wie und wofür man sein Gehirn benutzt, mit viel Umsicht und Bedacht gefällt werden.

Es wäre beispielsweise nicht sehr klug, eine solche Entscheidung von irgendwelchen, zufälligerweise in seinem Leben eine Zeitlang vorgefundenen Möglichkeiten und Erfordernissen abhängig zu machen, denn sie muß auf lange Sicht tragfähig sein und zumindest alle absehbaren zukünftigen Entwicklungen einbeziehen. Eine solche Entscheidung sollte auch dann noch richtig bleiben, wenn man älter wird und sich die eigenen Bedürfnisse zu ändern beginnen. Und sie darf nicht hinderlich werden, wenn es später wieder einmal erforderlich wird, das eigene Fühlen, Denken und Handeln an die immer wieder neuen Erfordernisse einer sich zwangsläufig verändernden Lebenswelt anzupassen.

Es wäre auch recht kurzsichtig, die Entscheidung darüber, wie und wofür man sein Hirn benutzen will, lediglich von den jeweiligen Gegebenheiten, Möglichkeiten und Notwendigkeiten abhängig zu machen, die man dort, wo man lebt, also in einer bestimmten Familie, in einer bestimmten dörflichen oder städtischen Gemeinschaft, in einem bestimmten Kulturkreis, zu einem bestimmten Zeitpunkt vorfindet. Niemand kann ausschließen, daß er später einmal von dort wegzieht oder daß sich die Zeiten und damit auch die von ihm an einem bestimmten Ort vorgefundenen Verhältnisse ändern. Allzuleicht kann es einem dann so ähnlich ergehen wie einem Maulwurf, der aus irgendeinem Grund zwischen die duftenden Blumen einer sonnenbeschienenen Wiese geraten ist oder wie der Gans von Konrad Lorenz, die, weil sie nun einmal bei ihm aufgewachsen ist, für den Rest ihres Lebens denkt, daß die Welt des alten Mannes die einzig rechte Gänsewelt und jemand, der wie er aussieht, eine Gans wie sie sei.

Aber weder Gänse noch Maulwürfe werden uns um unsere Entscheidungsfreiheit allzusehr beneiden. Sie können sich nämlich normalerweise sehr gut auf das verlassen, was in ihr Hirn einprogrammiert worden ist. Wir Menschen jedoch haben ein Gehirn, das sich erst durch die Art seiner Benutzung gewissermaßen selbst programmiert. Wir müssen uns also entscheiden, wie und wofür wir es benutzen. Entschließt sich ein Mensch, gar keine derartige Entscheidung zu treffen, so werden die endgültigen Verschaltungen in seinem Gehirn automatisch durch die genetischen Prädispositionen und die Gegebenheiten bestimmt, unter denen er aufwächst und lebt. Er bleibt so ein Gefangener seiner passiv übernommenen Anlagen und vorgefundenen Verhältnisse. Und wenn sich ein Mensch dafür entscheidet, sein Gehirn auf eine ganz bestimmte Weise für einen bestimmten Zweck zu benutzen, so läuft er Gefahr, daß sich die innere Organisation seines Gehirns an diese Art der einseitigen Nutzung immer besser anpaßt. Er wird so zunehmend zu einem Gefangenen seiner einmal getroffenen Entscheidung.

Frei können wir also nur bleiben, indem wir uns bereits so früh wie möglich und mit so viel Umsicht wie möglich entscheiden, wie und wofür wir unser Gehirn benutzen wollen.

Das ist aus mehreren Gründen komplizierter und erfordert weitaus mehr, als man denkt.

Beispielsweise kann kein Mensch eine freie Entscheidung darüber treffen, wie und wozu er sein Gehirn benutzen will, solange er hungert, friert, materielle Not leidet oder seelischen Qualen ausgesetzt ist. Das gleiche gilt aber auch für all jene Menschen, die ständig befürchten müssen, daß ihnen das, was sie haben, ihr Reichtum, ihre Macht, ihr Einfluß und ihre Sicherheit von denen weggenommen wird, die all das nicht haben. Menschen, deren Denken und Handeln ausschließlich von ihren Gefühlen beherrscht wird, können ebensowenig frei darüber entscheiden, wie sie ihr Gehirn benutzen wollen, wie solche, die sich ausschließlich von ihrem Verstand leiten lassen und dabei all ihre Gefühle unterdrücken. Und schließlich kann sich auch niemand frei entscheiden, wie und wozu er sein Gehirn benutzen will, solange er nicht die geringste Ahnung davon hat, was in seinem Hirn überhaupt vorgeht und auf welch unterschiedliche Weise er es überhaupt benutzen und strukturieren könnte. Das betrifft sowohl diejenigen, die bisher gar keine Gelegenheit hatten, sich solches Wissen anzueignen, wie auch diejenigen, die mit einer Flut von Informationen so lange überschüttet worden sind, bis ihnen irgendwann nicht nur die Übersicht, sondern auch die Fähigkeit verlorengegangen ist, Wichtiges von Unwichtigem und Falsches von Richtigem zu trennen.

Eine solch umsichtige Entscheidung über die Benutzung des Gehirns, die all das einbezieht, was sich an Wichtigem bisher bereits ereignet hat und was sich in Zukunft noch ereignen kann, läßt sich also weder allein aus dem Bauch heraus noch allein vom Kopf her treffen, und schon gar nicht, solange einer von beiden entweder zu voll oder zu leer ist.

Nicht nur jeder einzelne Mensch, sondern auch die Gesamtheit der Menschen eines bestimmten Kulturkreises durchlebt im Verlauf der Entwicklung immer zunächst eine Phase, in der das Gefühl aus dem Bauch stärker ist als der Verstand im Kopf. Um diese starken, aus dem Bauch kommenden Bedürfnisse zu befriedigen, gibt es für ein menschliches Gehirn auf Dauer nur eine Lösung, nämlich den Verstand stärker zu benutzen und damit auch besser zu entwickeln. Wenn Menschen damit beginnen, zunehmend auch ihren Kopf einzusetzen, um die aus ihrem Bauch kommenden Bedürfnisse zu befriedigen, gelangen sie über kurz oder lang auch zu der Erkenntnis, daß ihnen das gemeinsam besser gelingt als allein. Dazu müssen sich alle Beteiligten lediglich darüber einig werden, welches Gefühl von ihnen als besonders drängend erachtet wird und welche Strategien zur Befriedigung dieses Gefühls von allen als besonders aussichtsreich und erfolgversprechend bewertet werden. Je besser diese Einigung gelingt, um so größer werden die gemeinsamen Anstrengungen, und dann ist es nur noch eine Frage der Zeit, bis das angestrebte Ziel auch tatsächlich erreicht wird. Diejenigen, die genug zu essen haben wollten, sind dann satt. Diejenigen, die sich von anderen bedroht fühlten, haben dann entweder schützende Mauern um sich herum gebaut oder alles, was sie bisher bedrohte, unterworfen. Und diejenigen, die ein bequemes Leben führen wollten, sitzen nun in ihren komfortablen Wohnstuben herum. Der Bauch ist gefüllt, aber das gemeinsame Ziel, das sie bisher bei der Benutzung ihres Gehirns so lange Zeit geleitet hatte, ist ihnen abhanden gekommen. Damit ist auch ihre gemeinsame Suche nach gemeinsamen Lösungen zu Ende. Jeder macht sich fortan wieder auf seinen eigenen Weg.

Vieles von dem, was bis dahin bereits entstanden war, beginnt nun wieder zu zerfallen und in Vergessenheit zu geraten. Wichtige Erfahrungen, die diese Menschen über Generationen auf dem Weg zur Erreichung ihres gemeinsamen Ziels gesammelt und die ihr Gehirn und das ihrer Nachkommen ganz entscheidend geprägt hatten, können nicht mehr gemacht werden und verlieren all ihren einstigen Wert. Orientierungslosigkeit macht sich breit. Da mit dem alten Denken angesichts der neuen Verhältnisse nicht mehr viel anzufangen ist, meldet sich irgendwann wieder das Gefühl der Unzufriedenheit zu Wort. Falls der Zerfall der Gesellschaft so weit fortgeschritten ist, daß es erneut am Nötigsten mangelt, daß man wieder von Feinden bedroht wird oder daß es inzwischen mit aller Bequemlichkeit vorbei ist, beginnt das alte Spiel wieder von vorn: Das gemeinsam empfundene Gefühl bestimmt das gemeinsam verfolgte Ziel, und wenn es erreicht ist, fällt alles wieder auseinander.

Aber eben doch nicht ganz, denn jedesmal bleibt bei diesen scheinbar sinnlosen Zyklen etwas zurück: ein bißchen mehr Wissen, ein paar besondere Fähigkeiten und einige neue Erfahrungen. Vielleicht auch einige der Fähigkeiten und etwas von dem Wissen derjenigen Menschen aus anderen, ehemals fremden Kulturen, mit denen man bei seiner Suche in Berührung gekommen ist. Und solange all dieses Wissen und die daraus abgeleiteten Fähigkeiten und solange all diese Erfahrungen und die daraus abgeleiteten Erkenntnisse nicht in einem späteren Taumel der Orientierungslosigkeit wieder zerstört oder unbrauchbar gemacht werden, beginnt sich der von den Menschen in den unterschiedlichsten Kulturkreisen über viele Generationen hinweg gesammelte Erfahrungsschatz immer stärker auszuweiten und miteinander zu verschmelzen. Dieser Prozeß vollzieht sich in Stufen, es sind Stufen der Wahrnehmung, Stufen der Erkenntnis und Stufen des Bewußtseins. Auf jeder dieser Stufen werden neue Möglichkeiten für eine umfassendere, komplexere Nutzung des Gehirns eröffnet und damit auch immer bessere Voraussetzungen für die Entfaltung der Potenzen zur Herausbildung eines menschlichen Gehirns geschaffen.

Unter besonders günstigen Bedingungen gelingt den Menschen eines bestimmten Kulturkreises bisweilen ein besonders großer Sprung auf dieser Stufenleiter. Doch neben diesen Sternstunden gibt es auch immer wieder Bedingungen, die den Rückfall von einer bereits erreichten, komplexeren, aber noch instabilen Ebene auf eine einfachere, dafür aber stabilere Stufe der Benutzung des Gehirns begünstigen. Selbst unter den günstigsten Bedingungen sind es zunächst nur einzelne Vorreiter, denen der Sprung auf eine komplexere Ebene gelingt und die diesen Weg für viele andere begehbar machen. Und selbst unter den ungünstigsten Bedingungen gibt es immer einzelne, die nicht bereit sind, den anderen bei ihrem Abstieg auf eine einfachere Ebene der Wahrnehmung, der Erkenntnis und des Bewußtseins zu folgen.

Was diese besonders weitsichtigen und umsichtigen, mutigen Menschen auszeichnet, ist nicht ihr Aussehen, ihre Macht oder ihr Einfluß, sondern die Art und Weise, wie sie ihr Gehirn benutzen: so ganzheitlich und so umfassend wie möglich. Denn was sie suchen, ist nicht etwas Bestimmtes, sondern so viel wie möglich. Und da sich dieses Ziel nie erreichen läßt, machen sie den Weg dorthin zu ihrem Ziel.

5.1 Auf der Stufenleiter der Wahrnehmung

Sechs Sinne, so steht es in unseren Lehrbüchern, hat der Mensch. Er kann damit sehen, riechen, schmecken, tasten, hören und merken, wenn er aus dem Gleichgewicht gerät. Mit Hilfe dieser Wahrnehmungen finden wir uns in der äußeren Welt zurecht und entwickeln eine in Form bestimmter Verschaltungsmuster im Gehirn gespeicherte Vorstellung davon, wie diese Welt beschaffen ist, wie sie sich verändern kann und ab wann von dort draußen Gefahr droht. Das aus all diesen Sinneseindrücken zusammengesetzte Bild ist freilich kein wahres Abbild der tatsächlichen Beschaffenheit der äußeren Welt, sondern lediglich das Bild, das wir uns mit all unseren Beschränkungen von dieser Welt machen können. Wir können nur Licht bestimmter Wellenlänge sehen, Töne bestimmter Frequenzen hören, nicht alles riechen, schmecken und ertasten, was es dort draußen gibt, sondern nur das, was im Lauf der Evolution unserer Spezies für das Überleben und für die Fortpflanzung bedeutsam war. Trotz dieser Beschränkungen reicht das, was wir mit Hilfe unserer Sinne aus unserer Außenwelt mitbekommen, normalerweise aus, um in dieser Welt zu überleben und uns gelegentlich an ihr erfreuen zu können.

Daß unser Gehirn in der Lage ist, noch eine ganze Menge zusätzlicher aus unserer Innenwelt kommender Signale wahrzunehmen und zur Regulation unserer inneren Ordnung zu benutzen, wird uns selten bewußt. Veränderungen des Blutzuckerspiegels, der Konzentration von Sauerstoff und Kohlendioxid, der Körpertemperatur, des Muskeltonus, des Blutflusses, der Aktivität unserer inneren Organe und der von ihnen produzierten Signale, Hormone und Mediatoren, all das und noch vieles mehr von dem, was in unserem Körper passiert, nimmt unser Gehirn ebenfalls wahr, aber ohne daß wir das merken. Es macht sich so ständig ein Bild davon, was in uns vorgeht. Und immer dann, wenn sich an diesem Bild unserer inneren Welt irgend etwas verschiebt und aus dem Rahmen zu fallen droht, leitet das Gehirn eine Gegenreaktion ein, um das ursprüngliche innere Gleichgewicht wiederherzustellen.

Auch davon merken wir normalerweise nichts. Nur manchmal ist die Störung unserer inneren Ordnung besonders heftig, und die von unserem Gehirn in Gang gesetzte Gegenreaktion fällt dann etwas kräftiger und deutlicher aus. Dann spüren wir, daß irgend etwas nicht stimmt, dann schnappen wir nach Luft (weil Sauerstoff fehlt), uns wird übel (weil wir etwas Unverträgliches gegessen haben), wir haben Hunger, und uns wird mulmig oder gar schwindelig (weil der Blutzuckerspiegel zu stark gesunken ist), wir bekommen Gänsehaut und Schüttelfrost, oder aber wir schwitzen und drehen die Heizung ab (weil die Körpertemperatur abgefallen oder angestiegen ist), wir bekommen Durst (weil die Salzkonzentration im Blut nicht mehr stimmt), legen uns ins Bett (weil wir erschöpft sind), bekommen Lust auf Sex (weil der Testosteronspiegel angestiegen ist), oder diese Lust vergeht uns (weil wir Angst haben und Streßhormone vermehrt ausgeschüttet werden, die die Testosteronproduktion unterdrücken), oder wir verspüren einen unwiderstehlichen Appetit auf Süßes und Fettiges (weil das Stoffwechselveränderungen in unserem Gehirn auslöst, die einen beruhigenden Effekt haben).

Unser Gehirn ist also in der Lage, nicht nur all das wahrzunehmen, was in der äußeren Welt passiert und bedrohlich werden könnte, sondern auch das, was in uns passiert und die in unserer Innenwelt normalerweise bestehende Ordnung bedroht. Und immer dann, wenn diese Innenwelt in Unordnung gerät, löst das Gehirn Antworten und Reaktionen aus, die geeignet sind, die entstandenen Störungen unserer inneren Ordnung wiederherzustellen. Das ist nichts Besonderes, das machen alle Gehirne so, auch die von Tieren. Es handelt sich hier um die unterste, primitivste Stufe der Wahrnehmungsfähigkeit.

Was Tiere nicht so gut beherrschen wie wir, ist die Kunst, diese Wahrnehmungen zu bewerten, ihnen also einen größeren oder geringeren Bedeutungsgehalt zuzuschreiben. Wir sind in der Lage, ganz bestimmte Veränderungen unserer äußeren, aber auch unserer inneren Welt als besonders wichtig zu erachten. Indem wir all diejenigen neuronalen Verschaltungen besonders häufig und intensiv aktivieren, die an der Aufnahme, Verarbeitung und Abspeicherung derartiger Veränderungen beteiligt sind, werden diese Verschaltungen auch besonders gut herausgeformt und sind leichter aktivierbar als andere. Wir können dann ganz bestimmte Phänomene besser und rascher wahrnehmen und erfassen als andere, sind gewissermaßen für bestimmte Wahrnehmungen sensibilisiert, haben unsere Sinne in einer ganz bestimmten Weise »geschärft«.

Aber wir sind auch Meister, wenn es darum geht, unsere Sinne abzustumpfen, indem wir bestimmte Wahrnehmungen zunächst bewußt und später – wenn die dafür erforderlichen Verschaltungen hinreichend gebahnt sind – unbewußt unterdrücken. Das hat irgendwann meist recht fatale Folgen. Unserer Fähigkeit, auf ganz Bestimmtes ganz besonders achten zu können, verdanken wir manche große Entdeckung, aber auch manchen blinden Alarm in der Menschheitsgeschichte. Einzelne Menschen haben es darin so weit gebracht, daß sie Dinge sehen können, für die alle anderen blind sind, und eintretende Veränderungen bereits erspüren und erahnen, von denen alle anderen noch keinen blassen Dunst haben. Und immer wieder gibt es neben diesen Wahrnehmungsspezialisten und Propheten auch solche, die »das Gras wachsen hören« und die Zukunft aus dem Stand der Gestirne und den Knochen verbrannter Ziegen vorherzusagen versuchen.

Was die wahren Propheten und Seher von den falschen unterscheidet, ist der Umstand, daß es ihnen im Lauf ihrer Entwicklung gelungen ist, all ihre Sinne, und zwar sowohl die zur Wahrnehmung von Veränderungen in ihrer äußeren Welt als auch die zur Wahrnehmung dessen, was in ihnen geschieht, gleichzeitig zu schärfen, und daß sie die Fähigkeit entwickelt haben, all diese Sinne gleichzeitig und gleichgewichtig zu gebrauchen. Sie haben damit die höchste Stufe der Wahrnehmungsfähigkeit eines menschlichen Gehirns erreicht. Dorthin kann nur jemand gelangen, dem es im Lauf seines Lebens immer wieder gelungen ist, ein Gleichgewicht zwischen Gefühl und Verstand, zwischen Abhängigkeit und Autonomie sowie zwischen Offenheit und Abgrenzung zu finden. Um seine Sinne in dieser Weise zu schärfen, muß ein Mensch lernen, sowohl festhalten als auch loslassen zu können. Er muß die Fähigkeit entwickeln, sich einer bestimmten Wahrnehmung voll und ganz zu widmen, sie in sich aufzunehmen und zu spüren, was diese Wahrnehmung in ihm auslöst. Und er muß das dabei entstehende innere Bild mit all den dort bereits entstandenen Bildern zu einem einheitlichen ganzen Bild, das dann eher einer Empfindung gleicht, verschmelzen lassen. Dabei darf er nicht selbst vor Begeisterung über diese Empfindung »dahinschmelzen«, sondern er muß sich wieder davon lösen können und sie doch fortan in sich bewahren. Nur so ist er später in der Lage, neue, andere Wahrnehmungen über andere Sinneseingänge aus seiner äußeren wie auch aus seiner inneren Welt mit der gleichen Intensität aufzunehmen und zu spüren, was dabei in ihm und mit ihm geschieht, und die dabei entstandenen »Empfindungsbilder« mit allen anderen, bereits abgespeicherten zu einem immer umfassenderen Bild seiner inneren und äußeren Wirklichkeit zusammenfügen.

Jeder von uns hat das einmal zumindest in Ansätzen gekonnt, als er noch ein Kind war. Viele haben diese Fähigkeit später wieder verloren. Sie empfinden nur noch selten etwas, wenn sie eine Veränderung ihrer äußeren oder inneren Welt wahrnehmen, und es sind nur noch wenige und sehr verblaßte Bilder, die durch bestimmte Empfindungen in ihnen wachgerufen werden. Die verlorengegangene Fähigkeit, bestimmte Bilder, Gerüche oder Geräusche mit bestimmten Gefühlen zu koppeln, die Welt nicht mehr nur noch fortwährend abzuscannen oder ständig mit einer ganz engen Brille zu betrachten, sondern das, was dort draußen geschieht, in sich hineinzulassen und mit all den Bildern zu verknüpfen, die dort schon entstanden sind, diese für ein menschliches Gehirn charakteristische Fähigkeit kann wiedererlangt werden. Man kann sie wieder einüben. Aber man braucht dazu Muße, ein stabiles inneres Gleichgewicht, eine störungsfreie Umgebung und einen festen Willen. Wer letzteres nicht hat und ersteres nicht findet, dessen Wahrnehmungsfähigkeit wird zwangsläufig auch weiterhin von den Verhältnissen bestimmt, die ihn immer wieder dazu zwingen, bestimmte Sinne auf eine ganz bestimmte Art zu benutzen. Seine Wahrnehmungsfähigkeit wird dann eben ohne sein Zutun, sozusagen automatisch, an die Art und Weise angepaßt, wie er seine Sinne benutzt. Der Abstieg auf der Stufenleiter der Wahrnehmungen funktioniert von allein; hinauf jedoch geht es nur, wenn man auch dorthin will. Und um dorthin kommen zu wollen, braucht man einen Grund.

5.2 Auf der Stufenleiter der Empfindungen

Immer dann, wenn in der äußeren Welt oder aber in der vom Gehirn wahrgenommenen Körperwelt eine Veränderung auftritt, die zu einer Verschiebung des bisherigen Gleichgewichts, der bisherigen Harmonie der im Gehirn ablaufenden Informationsverarbeitungsprozesse führt, entsteht ein Gefühl. Dieses Gefühl sagt uns, daß irgend etwas draußen, um uns herum, oder innen, in uns selbst, nicht stimmt. Am häufigsten erleben wir dieses Gefühl, wenn wir etwas wahrnehmen, das nicht zu dem paßt, was wir erwarten, wenn Anforderungen an uns gestellt werden, die wir nicht erfüllen können, wenn uns jemand verletzt, enttäuscht oder betrogen hat. Wir haben viele Namen für dieses Gefühl: Verunsicherung, Verzweiflung, Ohnmacht, Hilflosigkeit. Aber auch dann, wenn wir es nicht wahrhaben wollen, bleibt es doch, was es ist: Angst.

Und immer dann, wenn es uns auf irgendeine Weise gelungen ist, die bisherige innere Ordnung in unserem Gehirn und damit auch in unserem Körper wiederherzustellen, nehmen wir auch das als Gefühl wahr, dem wir ebenfalls verschiedene Namen geben: Hoffnung, Befriedigung, Zuversicht, manchmal sogar Lust. Aber auch das sind nur verschiedene Namen für das andere Grundgefühl, das in uns immer dann entsteht, wenn es uns gelungen ist, die Angst zu besiegen: Freude.

Und es gibt noch ein drittes Grundgefühl, das sich immer dann einstellt, wenn wir noch nicht genau einschätzen können, ob das, was wir wahrgenommen haben als Bedrohung unserer inneren Ordnung oder aber als Gelegenheit zur Festigung und Wiederherstellung unserer inneren Ordnung zu bewerten ist: Überraschung.

Es gibt keinen Grund anzunehmen, daß andere Lebewesen, die ein Gehirn besitzen, diese drei Grundgefühle nicht kennen und empfinden. Und ebenso wie wir können alle anderen in sozialen Verbänden lebenden Tiere diese Empfindungen ihren Artgenossen mitteilen, etwa indem sie einen bestimmten Duft produzieren und verbreiten, indem sie bestimmte Körperbewegungen ausführen oder Körperhaltungen einnehmen, indem sie Laute produzieren, bei Gefahr rufen oder schreien und vor Zufriedenheit grunzen, lallen oder schnurren. Diejenigen, die ein ausdrucksfähiges Gesicht besitzen, sind zusätzlich noch in der Lage, ihre Gefühle durch eine charakteristische Mimik zum Ausdruck zu bringen.

Diese *Sprache der Gefühle* wird von allen anderen Mitgliedern der jeweiligen Art generell und von denen einer bestimmten Sippe oder der Familie ganz besonders gut verstanden. Sie ist das wichtigste Instrument im Dienst der innerartlichen Kommunikation, und sie ist deshalb bei denjenigen Arten besonders weit entwickelt, deren Überleben in ganz besonderer Weise von ihrer Fähigkeit abhing, Bedrohungen früh zu erkennen und durch eine gemeinsame Aktion abzuwehren, neu entdeckte, gemeinsam nutzbare Ressourcen anderen bekanntzumachen und gemeinsam zu erschließen, und bei denen es nicht zuletzt darauf ankam, die emotionale Bindung zwischen den einzelnen Mitgliedern der Familie, der Sippe oder der Gruppe immer wieder zu festigen und zu verstärken.

Diese Fähigkeit zur Kommunikation von Gefühlen, wohl weniger durch Gerüche, sondern vor allem durch Gestik, Mimik und nicht zuletzt durch Lautäußerungen, muß bei uns bereits während der Menschwerdung eine herausragende Rolle gespielt haben. Die Begabung, bestimmte Empfindungen zum Ausdruck zu bringen, wird uns deshalb noch heute in Form bestimmter, genetisch programmierter Verschaltungen in unserem Gehirn bereits bei unserer Geburt in die Wiege gelegt. Auch die Fähigkeit, besonders wichtige Gefühle, wie Furcht (Angst), Freude (Lust), Ekel, Trauer und Schmerz bei einem anderen Menschen zu erkennen, ist bereits als genetische Prädisposition angelegt.

Diese Begabungen sind nicht bei allen Neugeborenen gleichermaßen gut entwickelt. Und was aus ihnen wird, ob sie fortentwickelt und weiter ausgebaut oder aber unterdrückt und zurückgebildet werden, hängt von den Bedingungen ab, in die ein Kind hineinwächst. Kinder können dazu gebracht werden, ihre eigenen Gefühle entweder differenzierter oder weniger differenziert wahrzunehmen und ihren Gefühlen entweder stärkeren oder weniger starken Ausdruck zu verleihen. In unsicheren Bindungen gefangene Kinder lernen erstaunlich rasch, ihre Gefühle nicht zu zeigen, sie zu verstecken oder sogar bestimmte Gefühle zum Ausdruck zu bringen, die sie in Wirklichkeit gar nicht empfinden, von denen sie aber wissen, daß sie in einer bestimmten Situation von ihnen erwartet werden. Manche Menschen entwickeln sich auf diese Weise zu wahren Meistern des Spiels mit ihren eigenen Empfindungen und mit den Empfindungen anderer. Sie gehen dabei bisweilen äußerst schlau vor und lernen, andere sehr genau zu beobachten. Aber ihnen fehlt die Fähigkeit, sich in andere Menschen hineinzuversetzen und deren Empfindungen mitzufühlen. Sie beherrschen die Klaviatur des Zurschaustellens einfacher Grundempfindungen perfekt, aber es gelingt ihnen nicht, sie zu differenzierten subtilen Empfindungen weiterzuentwickeln.

Solche Menschen sind gewissermaßen in den untersten Sprossen der Leiter menschlicher Empfindungsfähigkeit hängengeblieben. Ihr Fühlen, und damit auch ihr Denken und Handeln, ist primär von Selbstbezogenheit bestimmt. Ihre Empfindungsfähigkeit wird dementsprechend von ihnen selbst begrenzt und durch sie selbst eingeengt. Um diese Beschränkungen aufzubrechen, muß diesen Menschen Gelegenheit gegeben werden, sich wieder auf enge emotionale Beziehungen zu anderen Menschen einzulassen. Nur so können sie die Erfahrungen machen, daß derartige Beziehungen Sicherheit bieten und daß es unter diesen Bedingungen möglich ist, seine eigene Gefühlswelt mit der eines anderen Menschen verschmelzen zu lassen. Sie müssen wieder lernen, daß es nicht nur ungefährlich, sondern ungemein bereichernd ist, sich in einen anderen Menschen hineinzuversetzen und das, was in ihm vorgeht, mitfühlen zu können.

Die Fähigkeit, Mitgefühl, Empathie, zu empfinden, erfordert eine enorm differenzierte Wahrnehmung und Verarbeitung der von anderen Menschen nonverbal zum Ausdruck gebrachten Gefühle. Sie kann nur von Menschen entwickelt werden, die sowohl die Bereitschaft mitbringen als auch die erforderliche Sensibilität besitzen, sich in die Gefühlswelt eines anderen Menschen hineinzuversetzen. Diese Fähigkeit ist das, was ein menschliches Gehirn gegenüber allen anderen Nervensystemen auszeichnet. Je besser sie entwickelt ist und je intensiver sie genutzt werden kann, um sich in die innere Welt nicht nur eines, sondern vieler verschiedener anderer Menschen (und anderer Lebewesen) hineinzufühlen, desto höher kann ein einzelner Mensch auf der Stufenleiter menschlicher Empfindungsfähigkeit emporsteigen.

5.3 Auf der Stufenleiter der Erkenntnis

Primär hat ein Nervensystem keine andere Aufgabe, als alle Veränderungen der äußeren Welt, die zu Störungen der inneren Ordnung des Organismus führen, abzuwenden oder auszugleichen. Die fortschreitende Optimierung des Aufbaus und der Arbeitsweise des Nervensystems zu einer immer effizienteren Bewältigung dieser Aufgabe hat, wenn auch über unvorstellbar lange Zeiträume, so doch zwangsläufig zur Herausbildung von Gehirnen geführt, die es den betreffenden Lebewesen ermöglichten, Bedrohungen ihrer inneren Ordnung immer frühzeitiger wahrnehmen, die Auswirkungen bestimmter Veränderungen der äußeren Welt auf sich selbst immer besser abschätzen und immer spezifischer auf derartige Bedrohungen reagieren zu können.

So sind aus anfänglich noch streng genetisch programmierten zunächst initial und später zeitlebens durch eigene Erfahrungen programmierbare Konstruktionen entstanden. Der Komplexitätsgrad und das Ausmaß der Vernetzung der im Gehirn angelegten Verschaltungen ist dabei zwar kontinuierlich angewachsen, aber an der prinzipiellen Arbeitsweise des Gehirns hat sich wenig geändert. So wie jede einzelne Nervenzelle immer dann einen Impuls weiterleitet, wenn sie durch eintreffende Impulse anderer Nervenzellen stark genug erregt wird, so leitet auch das Gehirn erst dann eine gegenregulatorische Antwort ein, wenn die wahrgenommene Veränderung der äußeren oder inneren Welt so groß ist, daß es auch zu einer Erregung tiefer liegender Nervennetze innerhalb des Gehirns kommt. Diese Aktivierung limbischer Zentren empfinden wir als Störung unseres emotionalen Gleichgewichts. Worauf wir besonders achten, was uns besonders aufregt, wie wir die wahrgenommene Veränderung bewerten und wie wir letztlich darauf reagieren, hängt von den Erfahrungen ab, die wir im Lauf unseres bisherigen Lebens mit solchen oder ähnlichen Störungen gemacht haben. Manche dieser Erfahrungen sind so allgemeiner Natur, daß sie bereits im Lauf unserer stammesgeschichtlichen Entwicklung in Form bestimmter, genetischer Programme ausgelesen wurden, die die Herausformung ganz bestimmter Verschaltungsmuster in unserem Gehirn lenken. Andere Erfahrungen werden erst dadurch, daß wir sie selbst im Lauf unseres eigenen Lebens machen, in unserem Gehirn verankert. Die meisten und meist auch wichtigsten eigenen Erfahrungen machen wir bereits während unserer frühen Kindheit, ohne darüber nachdenken oder sie gar in Worte fassen zu können. Sie sind und bleiben uns deshalb oftmals zeitlebens unbewußt.

Initial oder auch zeitlebens lernfähige Gehirne waren deshalb von Vorteil und sind deshalb auch irgendwann entstanden, weil man damit zumindest initial oder auch zeitlebens für das eigene Überleben und für die eigene Reproduktion wichtige Erfahrungen machen konnte. Daß ein solches Gehirn auch genutzt werden kann, um damit zu *erkennen*, was in uns und um uns herum passiert, ist eine relativ späte Entwicklung. Sie ist nur einigen unserer nächsten tierischen Verwandten in Ansätzen und uns selbst bisher auch nur bis zu einer gewissen Stufe gelungen.

Diese besondere Fähigkeit ermöglicht es manchen Affen und den meisten Menschen, aus all den unbewußten Erfahrungen, die sie gesammelt haben, eine allgemeine »Wenn-dann-Erkenntnis« abzuleiten. Sie bildet die primitivste und unterste Stufe der Erkenntnis. Die Grunderkenntnis, daß bestimmte Wirkungen auf bestimmte Ursachen zurückführbar sind, macht jedes Kind, und es sucht deshalb fortan nach immer neuen kausalen Zusammenhängen in der von ihm wahrgenommenen Welt. Wo es solche Zusammenhänge in seiner Lebenswelt entdeckt, hängt entscheidend von denjenigen Menschen ab, die ihm bei seiner Suche behilflich sind. Sie bestimmen, wie weit ihm der weitere Aufstieg auf der Stufenleiter der Erkenntnis gelingt. Viele dieser primären Bezugspersonen erliegen der Versuchung, die Aufmerksamkeit des Kindes ganz besonders oder sogar ausschließlich auf das Erkennen kausaler Zusammenhänge in ihrer äußeren Welt zu richten: »Wenn man auf diesen Knopf drückt, geht das Licht an.« »Wenn die Sicherung kaputt ist oder das Kraftwerk keinen Strom erzeugt oder die Leitung unterbrochen ist, geht es nicht an.« Und schließlich: »Elektrischer Strom entsteht immer dann, wenn ...« Auf diese Weise lernt heutzutage jedes Kind, bestimmte beobachtbaren Phänomene der äußeren Welt auf ganz bestimmte Ursachen zurückzuführen. Wir verdanken dieser Fähigkeit all unsere Kenntnisse über Ursache-Wirkungs-Beziehungen in der uns umgebenden Welt.

Erfolg macht blind, und die überstarke Kanalisierung des Denkens in einfachen Ursache-Wirkung-Beziehungen hat ihren Preis: Menschen, die auf dieser Stufe der Erkenntnis stehenbleiben, halten irgendwann die ganze Welt für erkennbar, und alles, was sie als einfache Ursache-Wirkung-Beziehung erkannt haben, auch für machbar. Das gilt für Gewaltverbrecher ebenso wie für skrupellose Geschäftemacher, Politiker und Wissenschaftler.

Irgendwann entdecken die meisten Menschen jedoch, daß die Mehrzahl der beobachtbaren Phänomene der äußeren Welt dadurch zustande kommt, daß mehrere Ursachen in bestimmter Weise zusammenwirken. Und so gelangt jeder Mensch normalerweise irgendwann zu der (oft schmerzlichen) Erkenntnis, daß eine bestimmte Ursache (die er selbst ausgelöst hat), um eine bestimmte Wirkung zu erreichen, eine ganze Kettenreaktion (von ihm nicht vorhergesehener Wirkungen) nach sich zieht.

Daraus erwächst dann die Erkenntnis, daß die wahrgenommenen Phänomene der äußeren Welt das Resultat komplexer, schwer durchschaubarer und oftmals nicht genau vorhersehbarer Interaktionen sind. Auf dieser Stufe der Erkenntnis beginnt das Verständnis für komplexe, einander wechselseitig bedingender Zusammenhänge. Jeder Mensch, der diese Stufe erreicht hat, sieht sich dann auch zwangsläufig in seiner bisherigen Handlungsfreiheit beschränkt. Wem es gelingt, die unbeabsichtigten Folgen seines Handelns immer besser abzuschätzen, der muß fortan bei allem, was er tut, vorsichtiger und umsichtiger zu Werke gehen. Es gibt Menschen, die »Macher«, die eine derartige Einschränkung der eigenen Handlungsfreiheit nicht ertragen und die es aus diesem Grund vorziehen, auf der ersten Sprosse der Stufenleiter der Erkenntnis stehenzubleiben (und durch ihr einseitig zweckorientiertes Handeln nicht selten erheblichen Schaden anrichten).

Alle anderen müssen sich fragen, ob sie auch dann, wenn sie die unbeabsichtigten Folgen ihres Handelns kennen, so weitermachen wollen wie bisher. Sie sind auf dem Weg zur dritten und höchsten Sprosse auf der Stufenleiter der Erkenntnis: der Selbsterkenntnis.

Am leichtesten wird diese Stufe von all jenen erreicht, die bereits sehr früh Gelegenheit hatten, sich mit den Auswirkungen ihres nach außen orientierten Handelns auf sich selbst, auf ihren Körper ebenso wie auf ihr Gehirn, zu beschäftigen. Sie haben meist bereits sehr früh verstanden, daß alles, was man tut, Spuren hinterläßt, auch in einem selbst. Das ist eine ebenso schmerzliche wie heilsame Erkenntnis, zu der nur ein menschliches Gehirn befähigt ist.

5.4 Auf der Stufenleiter des Bewußtseins

Den Hirnforschern ist es in den letzten Jahren gelungen, immer überzeugender nachzuweisen, daß alle unsere Verhaltensweisen, die höchsten rationalen Funktionen und emotionalen Reaktionen eingeschlossen, auf bestimmten, in unserem Gehirn ablaufenden neuronalen Verarbeitungsprozessen beruhen. Hochkomplexe Leistungen wie Wahrnehmen, Erinnern, Planen, Entscheiden, selbst intuitives Empfinden und Bewerten lassen sich auf eine, wenngleich hochkomplexe und enorm vernetzte, so doch letztlich aber »materielle« Grundlage zurückführen. Das gilt auch für das Phänomen, das gemeinhin als die entscheidende Errungenschaft betrachtet wird, die den Menschen vom Tier unterscheidet: unser Bewußtsein.

Mit Bewußtsein meinen wir die Fähigkeit, uns unserer eigenen Empfindungen und Wahrnehmungen, unseres »In-der-Welt-Seins« gewahr zu werden. Hierbei werden die primären Verarbeitungsprozesse, die den Leistungen des Gehirns zugrunde liegen, ihrerseits zum Gegenstand kognitiver Prozesse gemacht und die Ergebnisse dieser Metaanalyse auf einer höheren Ebene erneut repräsentiert. Um Bewußtsein zu entwickeln, muß sich das Gehirn gewissermaßen selbst beobachten können. Durch den Aufbau von Metaebenen, auf denen interne Prozesse reflektiert und analysiert werden, kann ein Gehirn die Fähigkeit erlangen, sich seiner eigenen Wahrnehmungen und Intentionen bewußt zu werden, sich selbst, sein So-geworden-Sein und seine Rolle und seine Stellung in der Welt zu begreifen. Diese Fähigkeit ist bei verschiedenen Menschen unterschiedlich weit entwickelt. Welche Stufe des Bewußtseins ein einzelner Mensch erreichen kann, hängt zwangsläufig davon ab, wie weit er auf der Stufenleiter der Wahrnehmung, der Empfindungen und der Erkenntnis im Lauf seines Lebens bereits vorangekommen ist.

Bezeichnenderweise beginnt die Stufenleiter des Bewußtseins sowohl während der gesamten Menschheitsgeschichte als auch während der individuellen Geschichte eines jeden Menschen mit dem allmählichen Heraustreten eines kleinen, aber wachsenden und zunehmend klarer und unabhängiger werdenden Kerns innerer Erfahrung aus einem traumhaften Zustand faktischer Identität mit dem Leben des Körpers und seiner physischen Umwelt. Damit wird die ursprüngliche Stufe mythischen Bewußtseins verlassen. Erst durch die schrittweise Lösung aus der ursprünglichen, engen Bindung an die Natur (natürliche Umwelt, frühe Bezugspersonen) entsteht die Möglichkeit und Notwendigkeit des Nachdenkens über sich selbst. Die Entstehung dieses individuellen Bewußtseins ist gleichbedeutend mit dem Erwachen aus einer paradiesischen Empfindung der Einheit mit der Welt. Auf dieser Stufe beginnt der Mensch, sich als autonomes, freies, selbständig entscheidendes und wertendes Ich zu begreifen.

Dieser Übergang ist ein schwieriger Prozeß, der in manchen Kulturen bis heute noch nicht vollständig abgeschlossen ist. Immer sind es zunächst einzelne, die den Sprung von der ursprünglichen kollektiven, mythischen Bewußtseinsstufe zu einem ichbezogenen (Selbst-)Bewußtsein zu vollziehen imstande sind. Kultur- und geistesgeschichtliche Zeugnisse deuten darauf hin, daß dieser Bewußtseinswandel im sogenannten abendländischen Kulturkreis vor etwa 6000 Jahren begonnen hat. Ersten deutlichen Ausdruck findet er im Gilgamesch-Epos, der vor über 3000 Jahren verfaßten Darstellung der Heldentaten und der persönlichen Lebensgeschichte des Königs von Uruk. Es hat bis zum Beginn der Aufklärung gedauert, bis diese Bewußtwerdung des eigenen Ich einer hinreichend großen Zahl von Menschen gelang und damit zur Grundlage des vorherrschenden (durchschnittlichen) Bewußtseins innerhalb des westlichen Kulturkreises werden konnte.

In dem Maß, wie sich dieses ichbezogene (Selbst-)Bewußtsein in immer weiteren Kreisen der Bevölkerung auszubreiten begann, verkürzte sich die Zeitspanne, in der Kinder auf der Stufe des mythischen Bewußtseins verharren konnten. Anstelle des langsamen, allmählich einsetzenden Prozesses des Bewußtwerdens des eigenen Ich, seiner Rolle und seiner Stellung in der Welt, entwickelt eine wachsende Zahl von Kindern heutzutage eine pseudoautonome Selbstbezogenheit, die in ihren unterschiedlichsten Ausprägungen inzwischen zu einer erheblichen Gefahr für die Stabilität aller westlichen Gesellschaften geworden ist.

Diese Fehlentwicklung macht deutlich, wie sehr es für einen Menschen darauf ankommt, daß ein eigenes Bewußtsein allmählich in ihm selbst und aus ihm selbst heraus erwachsen und reifen kann. Wenn einem Menschen eine bestimmte Vorstellung über sich selbst und von seiner Stellung in der Welt durch die Verhältnisse, unter denen er aufwächst, aufgezwungen oder aufgedrängt wird, so entstehen lediglich ganz bestimmte Haltungen und Überzeugungen, aber kein eigenes Bewußtsein. Damit kann er zwar leben und sich in der Welt zurechtfinden, aber die Möglichkeiten eines menschlichen Gehirns ausschöpfen und sich seiner selbst, seines So-geworden-Seins und seines In-der-Welt-Seins bewußt werden, kann er damit nicht.

Schlimmer noch, einem Menschen, der bereits die Phase des mythischen Bewußtseins nur in sehr abgekürzter und abgeflachter Weise durchlaufen hat, wird es später kaum gelingen, ein autonomes, sich selbst reflektierendes Ich-Bewußtsein aus sich selbst heraus zu entwickeln. Er bleibt gewissermaßen ohne ein eigenes Bewußtsein gefangen in (und abhängig von) den Vorstellungen, die er von anderen Menschen unbewußt und unreflektiert übernommen hat. Er ist, um bei unserem Bild zu bleiben, auf der Stufenleiter des Bewußtseins gewissermaßen durch alle Sprossen gefallen, ist von anderen programmiert – und damit auch durch andere manipulierbar gemacht – worden.

Nicht viel anders ergeht es all jenen, die in einem kulturellen und geistigen Umfeld aufgewachsen sind, das sie an der Entdeckung des eigenen Ich gehindert hat. In manchen Sprachräumen, beispielsweise dem Chinesischen, existiert gar kein Wort für das, was wir so selbstverständlich »ich« nennen. Hier kann sich der einzelne nur über die Darstellung seiner Beziehung zu anderen beschreiben (und begreifen). Was sich hier allzuleicht herausbildet, ist ein unreflektiertes kollektives Bewußtsein, das den einzelnen ebenso wie ein egozentrisches Ich-Bewußtsein an der Entfaltung seiner Möglichkeiten hindert.

Trotz dieser starken, das Denken der Mitglieder einer Gemeinschaft in die eine oder andere Richtung kanalisierenden Kräfte ist es immer wieder einzelnen Menschen gelungen, sich vom Druck der konkreten Verhältnisse der jeweils vorherrschenden Meinungen und Haltungen freizumachen und eine übergreifende Vorstellung vom Wesen des Menschen und seiner Stellung in der Welt zu entwickeln. Transzendenz nennt man das, und die Bewußtseinsstufe, die auf diese Weise erreicht wird, ist die des transzendentalen (oder transpersonalen oder kosmischen) Bewußtseins. Es ist gegenwärtig schwer vorstellbar, daß irgendwann einmal alle Menschen bis zu dieser höchsten Stufe des Bewußtseins gelangen. Aber der Umstand, daß sie immer wieder von einzelnen Menschen erreicht worden ist, zeigt uns bereits heute, daß ein menschliches – und nur ein menschliches Gehirn – prinzipiell dazu befähigt ist.

5.5 Praktische Hinweise

Nachdem die Richtung gefunden ist, die ein menschliches Gehirn auf den Stufenleitern der Wahrnehmung, der Empfindungen, der Erkenntnis und des Bewußtseins nur einschlagen kann, bleiben noch zwei praktische Fragen offen.

Die erste: Warum sollte ein Mensch sich darum bemühen, sich auf diesen schwierigen Weg zu machen? Warum sollte er seine Sinne schärfen und Veränderungen seiner äußeren wie auch seiner inneren Welt so sensibel und so präzise wie möglich wahrnehmen, warum die Fähigkeit entwickeln, sich in andere Menschen hineinzuversetzen und ihre Empfindungen mitfühlen zu können, warum sollte er versuchen, sich selbst zu erkennen, und sich am Ende sogar darüber bewußt werden, was in ihm selbst vorgeht, wer er ist und wie er zu dem geworden ist, was er ist?

Die Antwort auf diese erste Frage ist einfach. Wer sich auf einen schwierigen Weg macht, beginnt sein Gehirn wesentlich komplexer, vielseitiger und intensiver zu benutzen als jemand, der selbstzufrieden dort stehenbleibt, wo er entweder zufälligerweise gelandet oder vom Druck oder vom Sog der Verhältnisse hingespült worden ist, bis er dort untergeht. Und da die Art und die Intensität der Nutzung des Gehirns darüber entscheidet, wie viele Verschaltungen sich zwischen den Milliarden von Nervenzellen ausbilden, welche Verschaltungsmuster dort stabilisiert werden können und wie komplex diese neuronalen Verschaltungen sich miteinander verbinden, trifft man mit der Entscheidung, wie und wofür man sein Gehirn benutzen will, immer auch eine Entscheidung darüber, was für ein Gehirn man bekommt. Das ist eine recht unangenehme, weil äußerst unbequeme Erkenntnis, aber so funktioniert unser Gehirn nun einmal. Wir besitzen kein zeitlebens lernfähiges Gehirn, damit wir uns damit bequem im Leben einrichten, sondern damit wir uns mit Hilfe dieses Gehirns auf den Weg machen können, nicht nur am Anfang, sondern zeitlebens. Selbstverständlich haben wir die Freiheit, jederzeit dort stehenzubleiben, wo es uns gefällt, und fortan nur noch diejenigen Verschaltungen zu benutzen, die bis dahin in unserem Gehirn entstanden sind. Da diese Verschaltungen aber dann um so besser und effizienter gebahnt werden, je häufiger wir sie immer wieder auf die gleiche Weise benutzen, kann daraus sehr leicht die letzte freie Entscheidung geworden sein, die wir in unserem Leben getroffen haben. Wenn wir unser Gehirn auf diese Weise erst einmal selbst erfolgreich für eine ganz bestimmte Art seiner Benutzung programmiert haben, läuft der Rest, wenn nichts mehr dazwischenkommt, von allein ab. Bis zum Ende. Die Möglichkeit zur Ausbildung einer programmöffnenden Konstruktion, zur umfassenden Nutzung und komplexen Ausformung eines menschlichen Gehirns ist dann vertan.

Wer nicht in seinen einmal eingefahrenen Bahnen der Wahrnehmung, der Empfindungen und der Erkenntnis stekkenbleiben und seine Freiheit verlieren will, muß den schwierigen Weg wählen und versuchen, sich schrittweise auf den Stufenleitern der Wahrnehmung, der Empfindungen, der Erkenntnis und des Bewußtseins dem anzunähern, was ein menschliches Gehirn auszeichnet: die Fähigkeit, sich selbst immer wieder neu in Frage zu stellen.

Damit sind wir bei der zweiten praktischen Frage angekommen: Wie erlangt man und wie erhält man diese Fähigkeit? Sicher nicht, indem man, wie es als Quintessenz der jüngsten Erkenntnisse der Hirnforschung in manchen Medien angepriesen wird, gelegentlich mit geschlossenen Augen die Treppe hinabsteigt, an einer Blume riecht oder seine Kollegen mit einer neuen Verhaltensweise oder einer anderen Frisur überrascht. Indem man sich lediglich dazu entschließt, hin und wieder etwas zu tun, was man normalerweise nicht tut, ändert sich noch keine Verschaltung im Hirn. Vielmehr müßten Bedingungen geschaffen werden, die es nicht nur möglich, sondern zwingend erforderlich machen, künftig generell mehr von all dem wahrzunehmen, was um uns herum geschieht, diese Wahrnehmungen tiefer und intensiver zu empfinden, sie komplexer zu bewerten und vor allem sorgfältiger nachzudenken, bevor wir uns entscheiden, etwas Bestimmtes zu tun und dafür etwas anderes zu lassen.

Es gibt nur zwei Wege, die wir einschlagen können, um derartige Bedingungen herbeizuführen, einen bequemen und einen unbequemen. Der bequeme ist der, den wir schon kennen und auf dem wir im Verlauf unserer bisherigen Entwicklung bereits reichlich Erfahrung zu sammeln Gelegenheit hatten. Es ist der Weg, auf dem man mit all seinen Fehlern und Beschränktheiten einfach immer so weiterzugehen versucht wie bisher. Leider wird dieser Weg mit der Zeit immer beschwerlicher, bis man irgendwann in dem immer dichter werdenden Gestrüpp all der vielen Probleme steckenbleibt, die man sich mit seiner eigenen Beschränktheit geschaffen hat. Erst dann, wenn es so wie bisher nicht mehr weitergeht, kann jemand, der diesen Weg gewählt hat, auch zu der Einsicht gelangen, daß er mit der bisherigen Art der Benutzung seines Gehirns endgültig gescheitert ist. Sich auf diese Weise selbst in Frage zu stellen, ist nicht nur recht schmerzvoll, sondern auch sehr gefährlich. Vor allem dann, wenn man noch andere Menschen auf diesem Weg mitgenommen hat und es zudem lange Zeit so schien, als käme man auf diesem Weg besonders gut voran. Erfolg macht blind, und gemeinsamer Erfolg verblendet allzuleicht auch diejenigen, die eigentlich am offensten sind und am besten sehen können. Das sind die in eine solche Gemeinschaft hineinwachsenden Kinder. Mit Hilfe ihres enorm plastischen, lernfähigen Gehirns sind diese Kinder prinzipiell in der Lage, alle möglichen Fähigkeiten und Fertigkeiten, Vorstellungen und Überzeugungen von denjenigen Menschen zu übernehmen, bei denen sie aufwachsen. Am leichtesten übernehmen sie freilich all das, was ihnen für die eigene Lebensbewältigung besonders wichtig erscheint. Je erfolgreicher sich also die Elterngeneration mit einer ganz bestimmten Strategie auf einen ganz bestimmten Weg gemacht hat, desto wahrscheinlicher ist es, daß ihnen ihre Kinder nicht nur auf diesem Weg folgen, sondern daß sie diesen Weg später als Erwachsene sogar noch effizienter ausbauen und noch konsequenter beschreiten.

Und da man bei der Verfolgung eines bestimmten Ziels um so besser vorankommt, je stärker man sich ausschließlich auf dieses eine Ziel konzentriert, neigen diese Nachkommen noch stärker als ihre Eltern dazu, all das beiseite zu schieben, nicht wahrzunehmen oder zu verdrängen, was ihnen für das möglichst rasche Erreichen dieses Ziels als unnütz oder gar hinderlich erscheint.

Was immer das Ziel sein mag, ob es um die Durchsetzung persönlicher Interessen, um das Erreichen von Macht und

Einfluß, von Ruhm und Anerkennung geht, oder um die Vorherrschaft des eigenen Stammes, des Volkes oder der Nation, ob es um die Verbreitung eines bestimmten Glaubens, um den Kampf für eine politische Überzeugung oder um die Verwirklichung einer verrückten Idee geht, der Ausgang all dieser Bemühungen ist immer gleich. Nur der Weg ist unterschiedlich lang. Je rücksichtsloser ein bestimmtes Ziel verfolgt wird, desto schneller verfängt man sich im Gestrüpp der durch die eigene Kurzsichtigkeit und Unachtsamkeit erzeugten Probleme. Und wenn es nicht bereits die Väter trifft, so sind es deren Söhne oder Enkel, die irgendwann ratlos vor dem entstandenen Scherbenhaufen stehen und sich fragen müssen, was sie bei der Benutzung ihres Gehirns falsch gemacht haben. Immerhin sind sie auf diese Weise um eine Erfahrung reicher geworden. Und damit sind sie, ohne es zu wollen, einen Schritt auf dem anderen, dem zweiten Weg vorangekommen, der dort beginnt, wo der erste, zunächst so bequem erscheinende Weg so leidvoll endet: bei der Fähigkeit, sich selbst und damit die Art der bisherigen Benutzung des eigenen Gehirns erneut in Frage zu stellen.

Diesen anderen mühsamen Weg geht niemand freiwillig, der sich nicht dazu verpflichtet fühlt. Er läßt sich auch nur beschreiten, indem man seine Haltungen und seine Einstellungen gegenüber sich selbst und all dem, was einen umgibt, immer wieder überprüft. Am besten gelingt das, indem man sich fragt, ob das, was man für besonders wichtig hält, wirklich so wichtig ist.

Unsere einmal entstandenen Haltungen und Einstellungen sind uns meist ebenso wenig bewußt wie die Macht, mit der sie uns zu einer ganz bestimmten Art der Benutzung unseres Gehirns zwingen. Unachtsamkeit beispielsweise ist eine Haltung, die nicht viel Hirn beansprucht. Wem es gelingt, künftig etwas achtsamer zu sein, der wird automatisch bei allem, was er fortan wahrnimmt, was er in seinem Gehirn mit diesen Wahrnehmungen verbindet (aktiviert) und was er bei seinen Entscheidungen berücksichtigt, mehr »Hirn« benutzen als jemand, der weiterhin oberflächlich oder unachtsam mit sich selbst umgeht und mit all dem, was ihn umgibt. *Achtsamkeit* ist daher eine ganz wesentliche Unterhaltungs- und Wartungsmaßnahme für ein menschliches Gehirn.

Was sich durch Achtsamkeit auf der Ebene der Wahrnehmung und Verarbeitung an grundsätzlichen Erweiterungen der Nutzung des Gehirns erreichen läßt, kann auf der Ebene der für unsere Entscheidungen und für unser Handeln verantwortlichen neuronalen Verschaltungen durch eine Haltung erreicht werden, die wir *Behutsamkeit* nennen. Mit mangelnder Behutsamkeit, also mit Rücksichtslosigkeit, läßt sich ein bestimmtes Ziel vielleicht besonders rasch erreichen. Komplexe Verschaltungen braucht man, benutzt man und festigt man mit dieser Haltung jedoch nicht.

Beginnt man erst einmal darüber nachzudenken, welche Grundhaltungen man sich wohl zu eigen machen müßte, um sein Gehirn fortan umfassender, komplexer und vernetzter zu benutzen als bisher, so kommen einem noch eine ganze Reihe von Begriffen in den Sinn, die allesamt fast schon aus unserem gegenwärtigen Sprachgebrauch verschwunden sind: *Sinnhaftigkeit, Aufrichtigkeit, Bescheidenheit, Umsicht, Wahrhaftigkeit, Verläßlichkeit, Verbindlichkeit* ... all das sind Grundhaltungen, die Menschen bereits zu einer Zeit erstrebenswert erschienen, als es noch gar keine Hirnforscher gab, geschweige denn all die komplizierten bildgebenden Verfahren wie die computergestützte Positronen-Emissions-Tomographie, mit deren Hilfe wir heutzutage in das Gehirn eines achtsamen oder eines unachtsamen Menschen hineinschauen können, um den Unterschied bei der Benutzung beider Gehirne deutlich zu machen.

Aus sich selbst heraus kann ein Mensch diese Haltungen ebenso wenig entwickeln wie die Fähigkeit, sich in einer bestimmten Sprache auszudrücken, ein Buch zu lesen oder eines zu schreiben. Er braucht dazu andere Menschen, die lesen und schreiben können und diese Haltungen zum Ausdruck bringen. Und, was noch viel wichtiger ist, er muß mit diesen Menschen in einer engen emotionalen Beziehung stehen. Sie müssen ihm wichtig sein, und zwar so, wie sie sind, mit allem, was sie können und wissen, auch mit dem, was sie nicht wissen und nicht können. Er muß sie mögen, nicht weil sie besonders hübsch, besonders schlau oder besonders reich sind, sondern weil sie so sind, wie sie sind. Kinder können einen anderen Menschen so offen, so vorbehaltlos und so um seiner selbst willen lieben. Sie übernehmen deshalb auch die Haltungen und die Sprache der Menschen, die sie lieben, am leichtesten. Und manchmal gelingt es auch noch Erwachsenen, einander so vorbehalt- und selbstlos zu begegnen, als wären sie Kinder. Liebe erzeugt ein Gefühl von Verbundenheit, das über denjenigen hinausreicht, den man liebt. Es ist ein Gefühl, das sich immer weiter ausbreitet, bis es schließlich alles umfaßt, was einen selbst und vor allem diejenigen Menschen, die man liebt, in die Welt gebracht hat und in dieser Welt hält. Wer so vorbehaltlos liebt, fühlt sich mit allem verbunden und dem ist alles wichtig, was ihn umgibt. Er liebt das Leben und freut sich an der Vielfalt und Buntheit dieser Welt. Er genießt die Schönheit einer Wiese im Morgentau ebenso wie ein Gedicht, in dem sie beschrieben oder ein Lied in dem sie besungen wird. Er empfindet eine tiefe Ehrfurcht vor allem, was lebt und Leben hervorbringt, und er ist betroffen, wenn es zugrunde geht. Er ist neugierig auf das, was es in dieser Welt zu entdecken gibt, aber er käme nie auf die Idee, sie aus reiner Wißbegierde zu zerlegen. Er ist dankbar für das, was ihm von der Natur geschenkt wird. Er kann es annehmen, aber er will es nicht besitzen. Das einzige, was er braucht, sind andere Menschen, mit denen er seine Wahrnehmungen, seine Empfindungen, seine Erfahrungen und sein Wissen teilen kann. Wer sein Gehirn auf diese umfassende Weise nutzen will, muß also lieben lernen.

6 Verhalten bei Störfällen _____

Bei einem Maulwurfgehirn erkennt man eine Störung daran, daß es nicht mehr dafür sorgt, daß der Maulwurf ein richtiges Maulwurfsleben führen kann. Wenn er nicht mehr weiß, wo er buddeln soll, wenn er die Orientierung in seinen Gängen verliert und womöglich sogar ungenießbare Wurzeln mit eßbaren Regenwürmern zu verwechseln beginnt und ihm dann keiner hilft, so ist ein solcher Maulwurf verloren.

Menschen sind keine Maulwürfe. Wenn es in ihrem Hirn zu einer Störung kommt, findet sich meist auch jemand, der ihnen zu helfen versucht. Am leichtesten lassen sich andere Menschen für eine solche typisch menschliche Hilfeleistung immer dann gewinnen, wenn die Störung besonders ausgeprägt, am besten lebensbedrohlich ist. Schwieriger gestaltet sich die Suche nach Hilfe aber schon dann, wenn es sich nur um eine sogenannte Teilleistungsstörung handelt. Das sind Störungen, die dazu führen, daß man manches noch kann, Bestimmtes aber nicht mehr, also Störungen, bei denen das Gehirn noch fast normal funktioniert. Aber selbst dann findet man meist doch noch jemanden, der einem hilft. Am schwierigsten gestaltet sich die Suche nach Hilfe jedoch für all diejenigen, deren Gehirn eigentlich ganz normal funktioniert, die aber damit ein Leben führen, das alles andere als menschlich ist. Das galt bereits für diejenigen, die ihr Leben als römische Sklavenhändler in Ägypten, als spanische Plünderer bei den Indios in Peru oder als Skalpjäger bei den Indianern in Nordamerika zugebracht haben. Nicht besser erging es all jenen, die ihr Gehirn in weniger fernen Zeiten als Nazischergen in Auschwitz, als Giftgashersteller in Leverkusen oder als Söldner im vietnamesischen Dschungel eingesetzt haben. Und natürlich sind davon all jene betroffen, die ihr Gehirn noch heute als Waffenschieber, Kinderschänder, Umweltverpester, als Spekulanten, als Lügner, Hehler und Betrüger benutzen. Jemand, der ein Gehirn besitzt, das ihn immer wieder dazu bringt, seine eigenen Interessen auf Kosten anderer Menschen durchzusetzen, der damit also alles andere als menschlich fühlt, denkt und handelt, findet nur sehr schwer einen anderen Menschen, der ihm hilft, ein menschliches Leben zu führen. Ihm geht es damit eigentlich nicht viel anders als dem Maulwurf mit seinem gestörten Maulwurfgehirn.

Trotzdem bleibt er am Leben, manchmal sogar länger als andere, die ein menschliches Gehirn besitzen und es deshalb auch immer wieder so benutzen. Das ist schwer zu verstehen. Entweder hilft diesen Personen doch jemand, um selbst als Unmenschen noch zu überleben, oder das, was wir *Mensch* nennen, ist gar keine biologische Bezeichnung für eine bestimmte, in ihrer Entwicklung an einem definierbaren stabilen Zustand angekommene Art. Beides ist richtig. Der Prozeß der Menschwerdung ist noch gar nicht abgeschlossen, und wir haben die Möglichkeiten der Entfaltung und Nutzung unseres Gehirns offenbar noch lange nicht ausgeschöpft. Wir sind noch unterwegs, halb schon Mensch und halb noch Tier, noch immer unschlüssig und suchend. Deshalb sind wir auch bereit, jeden mitzunehmen und als Artgenossen zu akzeptieren, der so ähnlich aussieht wie wir und ein prinzipiell ebenso lernfähiges Gehirn besitzt wie wir.

Wirklich mitnehmen können wir aber nur dann jemanden, wenn wir auch wissen, welchen Weg wir eigentlich gemeinsam gehen wollen. Erst dann, wenn wir uns für einen Weg hin zu mehr Menschlichkeit entschieden haben, können wir auch versuchen, diesem Ziel durch gemeinsame Anstrengungen näherzukommen. Erst dann hat es Sinn, sich etwas genauer mit all jenen Störungen zu befassen, die verhindern, daß sich ein ansonsten normales Gehirn auch als ein *menschliches* Gehirn benutzen läßt. Erst dann ist es wichtig, derartige Störungen so früh wie möglich und bereits an ihren ersten Anzeichen und Symptomen zu erkennen. Die Menschwerdung ist ein außerordentlich komplizierter und deshalb störanfälliger Prozeß, in dem wir ständig Gefahr laufen, daß die Störung dieses Prozesses zum Normalfall (erklärt) wird. Dann freilich stellt sich die Frage nach dem Wohin nicht mehr.

6.1 Bedienungsfehler

»Nicht alle, die etwas zu sehen glauben, haben die Augen offen;
und nicht alle, die um sich blicken, erkennen auch,
was um sie herum und mit ihnen geschieht.
Einige fangen erst an zu sehen, wenn nichts mehr zu sehen da ist.
Erst wenn sie Haus und Hof zugrunde gerichtet haben,
beginnen sie, umsichtige Menschen zu werden.
Zu spät hinter die Dinge zu kommen, dient nicht zur Abhilfe,
wohl aber zur Betrübnis.«

Gracián

Diesen Hinweis auf einen recht häufigen Bedienungsfehler, den man bei der Benutzung seines Gehirns machen kann, verdanken wir nicht der modernen Hirnforschung. Er stammt schon aus dem 17. Jahrhundert und steht im »Oráculo manual«, einem Text, den der spanische Jesuitenpriester *Baltasar Gracián* (1601–1658) als Handspiegel zur Selbsterkenntnis verfaßt hat. Neben Kurzsichtigkeit und Blindheit beschreibt Gracián hier noch eine ganze Reihe weiterer Fehler, die allesamt dazu führen, daß die vielfältigen Möglichkeiten der Nutzung eines menschlichen Gehirns nicht ausgeschöpft werden können: Selbstgefälligkeit und Überheblichkeit, Bequemlichkeit und Oberflächlichkeit, Einseitigkeit und Engstirnigkeit, Rücksichtslosigkeit und – immer wieder – Unachtsamkeit.

Schaut man sich heute um, so stellt man fest, daß diese Hinweise offenbar wenig genützt haben. Ebensowenig wie all die anderen Ratgeber, in denen uns in mehr oder weniger geistreichen, hintersinnigen, manchmal auch zynischen Bildern die Beschränktheit menschlichen Wahrnehmungs- und Denkvermögens vor Augen geführt wird. Man schaut sie sich an, amüsiert sich über die Kurzsichtigkeit und Unvernunft, mit der Menschen ihr Gehirn zu benutzen imstande sind, und freut sich mit großer Genugtuung über die Einfalt und Dummheit der anderen. Sobald es jedoch darum geht, sich selbst, das Ausmaß seiner eigenen Beschränktheit in diesen Bildern wiederzuerkennen, hat der Spaß ein rasches Ende. Und je besser ein solcher Spiegel zur Selbsterkenntnis geschliffen ist, je klarer und unabweisbarer er einem die Fehler vor Augen führt, die man bei der Benutzung seines eigenen Gehirns macht, desto rascher vergeht einem die Lust, sich darin zu betrachten.

Was offensichtlich ist, ist also nicht immer leicht zu verstehen. Das gilt vor allem dann, wenn es um die wirklich wichtigen Dinge im Leben geht. Wirklich wichtig wird einem Menschen etwas nur dann, wenn es ihn selbst betrifft und ihn deshalb auch betroffen macht. Die größte Betroffenheit entsteht immer dann, wenn man sich selbst eingestehen muß, einen Fehler gemacht zu haben. Betroffenheit ist ein zutiefst unangenehmes Gefühl, weil es unser bisheriges Denken, Fühlen und Handeln in Frage stellt. Es zwingt uns nicht nur, uns selbst zu erkennen, sondern uns auch noch zu verändern. Und je weniger wir zu einer derartigen Veränderung bereit sind, desto weniger sind wir in der Lage, die Fehler zu begreifen, die wir bei der Benutzung unseres Gehirns machen, selbst dann, wenn sie noch so offensichtlich sind. Deshalb müssen die meisten Menschen mit ihren ichbezogenen, kurzsichtigen, einseitigen, oberflächlichen und rücksichtslosen Strategien erst scheitern, bevor sie in der Lage sind, sich selbst zu erkennen und die Fehler zu begreifen, die sie bisher gemacht haben. »Erst wenn sie Haus und Hof zugrunde gerichtet haben, beginnen sie, umsichtige Menschen zu werden.« Und auch das wußte schon Gracián: »Manche machen aus einem mißlunge-

nen Unternehmen eine Verpflichtung, und weil sie einen Irr-
weg eingeschlagen haben, meinen sie, es sei Charakterstärke,
darauf weiterzugehen.«

Etwas hat sich seit Graciáns Zeiten aber ganz entscheidend
verändert. Damals waren es noch in erster Linie einzelne Menschen, die mit ihrer Beschränktheit Haus und Hof, bisweilen
auch ganze Fürstentümer und Königreiche zugrunde richte-
ten. Heute ist aus den vielen einzelnen eine anonyme Masse
geworden, und diese vielen einzelnen sind nun mit kollektiver
Blindheit dabei, unser aller »Haus und Hof« global zugrunde
zu richten. Sie verpesten die Luft, verändern das Klima, verun-
reinigen Flüsse, Seen und Meere, zerstören die natürlichen Lebensräume und verschwenden die auf der Erde vorhandenen
Ressourcen. Sie schauen zu, wie immer mehr Menschen ihre
Lebensgrundlage verlieren, wie die Vielfalt natürlicher Lebensformen und menschlicher Kulturen verschwindet, wie
Regenwälder abgeholzt, Meere leer gefischt und fruchtbare
Böden in Wüsten verwandelt werden. All das können sie sehen, es wird ihnen sogar tagtäglich in Zeitschriften und Fern-
sehbildern vor Augen geführt, aber wirklich betroffen macht
es sie nicht. Und solange es so vielen Menschen immer wieder
gelingt, dieses Gefühl eigener Betroffenheit zu unterdrücken
und abzuwehren, können und werden sie auch so weitermachen und ihr Gehirn weiterhin so benutzen wie bisher.

Jeder Mensch kann Fehler machen. Er muß sogar immer
wieder Fehler machen. Nur indem man etwas falsch macht,
kann man erkennen, wie etwas richtig zu machen wäre. Jemand, der keine Fehler bei der Benutzung seines Gehirns
machte, wäre auch nicht mehr in der Lage, sich zu ändern. Er
gliche einem für die Erledigung bestimmter Aufgaben optimal
programmierten, jedoch zu jeder Weiterentwicklung unfähi-
gen Automaten. Aber auch jeder, dem es gelingt, alle Betroffenheit über seine eigenen Fehler zu unterdrücken und keinerlei Zweifel an der Richtigkeit seines bisherigen Denkens
und Handelns aufkommen zu lassen, beraubt sich auf diese
Weise der Möglichkeit, aus seinen eigenen Fehlern lernen zu

können. Auch er ist nicht mehr in der Lage, diese Fehler zu korrigieren, sich zu ändern und sich weiterzuentwickeln. Auch er wird einem leblosen und gefühllosen Automaten immer ähnlicher. Er hat damit genau das verloren, was ein menschliches Gehirn ausmacht: die Fähigkeit, einmal eingefahrene Wege wieder verlassen, einmal entstandene Programmierungen wieder auflösen zu können.

Deshalb ist die Unterdrückung und Abwehr von Betroffenheit der einzige wirkliche Bedienungsfehler, den man bei der Benutzung seines Gehirns machen kann.

Man kann zu kurzsichtig im Denken, zu eng in der Wahrnehmung sein und sein Gehirn unachtsam, oberflächlich, bequem, engstirnig, rücksichtslos und sonstwie beschränkt benutzen. Solange man noch fähig ist, angesichts all dieser eigenen Fehler und Unzulänglichkeiten ein Gefühl tiefer Betroffenheit und Selbstzweifels zu entwickeln, ist man auch in der Lage, sich zu ändern. Gelingt es einem Menschen jedoch immer wieder, dieses Gefühl erfolgreich zu unterdrücken, dann kann und wird er sein Gehirn auch weiter so benutzen wie bisher, bis Haus und Hof zugrunde gerichtet sind.

Das Fatale an diesem Bedienungsfehler ist der Umstand, daß Betroffenheit und Selbstzweifel äußerst unangenehme Gefühle sind. Niemand stellt sich gern und noch dazu freiwillig selbst in Frage. Nur allzu bereitwillig ergreift er jede sich bietende Möglichkeit, um eine derartige Verunsicherung abzuwehren. Besonders gut gelingt ihm das, wenn er in einer anonymen Masse vieler anderer Menschen untertauchen und deren Wünsche, Hoffnungen und Ängste teilen kann. Seit jeher lassen sich die Wünsche, Hoffnungen und Ängste dieser vielen einzelnen Menschen sehr gut zur Durchsetzung eigener Interessen ausnutzen. Immer wieder gibt es zudem einzelne, die das besonders klar erkennen und diese Möglichkeit geschickt nutzen, um sich selbst Sicherheit und Stabilität, Macht und Einfluß, Reichtum und Anerkennung zu verschaffen. Sie, die mit dieser Strategie besonders erfolgreich sind, haben am wenigsten Grund, an der Richtigkeit ihres Denkens und Handelns zu zweifeln und sich betroffen zu fühlen. Auch dann nicht, wenn die Art und Weise, wie sie ihren Erfolg erreicht haben, tiefe Betroffenheit auslösen müßte.

Betroffenheit läßt sich also immer dann besonders gut unterdrücken, wenn es einem Menschen gelingt, sich selbst, die eigenen Ziele, die eigenen Vorstellungen besonders hoch zu bewerten, sich selbst wichtiger, richtiger und am Ende gar überlegener zu betrachten als andere Menschen mit anderen Zielen, Haltungen und Überzeugungen. Das fällt um so leichter, je mehr Gleichgesinnte er dabei findet. Wenn das sehr viele werden, ist es nur noch eine Frage der Zeit, bis die anderen, »minderwertigen« Menschen zum gemeinsamen Volksfeind erklärt, verjagt und umgebracht werden. Das geschieht mit Überzeugung, ohne individuelle Betroffenheit und ohne Zweifel an der Richtigkeit des eigenen Handelns. Betroffenheit kann von einem Menschen eben nur dann empfunden werden, wenn er etwas zugrunde richtet oder zugrunde gehen sieht, das ihm selbst wichtig ist. Und wichtig kann einem Menschen nur das werden, womit er sich eng verbunden fühlt. Alles andere läßt ihn kalt.

Es ist keine besondere Kunst, das Gehirn des Menschen so zu benutzen und so zu beeinflussen, daß es irgendwann die Fähigkeit verliert, so ein Gefühl wie Betroffenheit auszulösen oder zuzulassen. In der zweiten Hälfte des vergangenen Jahrhunderts haben wir diese Kunst wie nie zuvor in der gesamten Menschheitsgeschichte zu beherrschen und an unsere Nachkommen weiterzugeben gelernt. Die Grundregeln sind recht einfach: Man muß lediglich dafür sorgen, daß einem Menschen (außer dem bequemen Leben, das er führen kann) nichts mehr wirklich wichtig ist. Damit das gelingt, muß er daran gehindert werden, enge Bindungen zu anderen Menschen, zu seiner Heimat, zur Natur, zu all dem, was ihn umgibt, zu entwickeln. Er darf keine festen Wurzeln mehr ausbilden und sollte nicht merken, daß er mit seinen gestutzten Flügeln gar nicht mehr fliegen kann. Er sollte mit lauter Belanglosigkeiten in einen Zustand ständiger Aufregung versetzt werden, mit überflüssigen und nutzlosen Informationen überschüttet und mit so vielen unterschiedlichen Expertenmeinungen konfrontiert werden, bis er weder Wichtiges von Unwichtigem, noch Richtiges von Falschem unterscheiden kann. Um ihn am Nachdenken zu hindern, ist es ratsam, ihn so lange in fortwährender Hektik umherzutreiben, bis er außerstande ist, länger als fünf Minuten stillzusitzen, nichts zu sagen und nicht an das zu denken, was er als nächstes vorhat. Man kann sein Gehirn auch mit grellen und aufregenden Bildern, mit lauten und schrillen Geräuschen, mit aufdringlichen Gerüchen und mit pausenlosen Sensationsmeldungen so lange überreizen, bis seine Wahrnehmungsfähigkeit völlig abgestumpft ist. Und wenn man ihn mit immer neuen Katastrophenberichten, mit Darstellungen brutalster Gewalt und unmenschlicher Verbrechen in einen Zustand permanenter Aufgewühltheit versetzt, stirbt irgendwann auch das Gefühl.

Je früher man einem Menschen all diese Möglichkeiten bietet und ihn dazu bringt, sein Gehirn in dieser Weise zu benutzen, je plastischer dieses Gehirn also noch ist, desto sicherer läßt sich das gewünschte Ergebnis erreichen. Und wenn dennoch bisweilen das Unvermeidliche geschieht und einzelne Menschen feststellen, daß das, was um sie herum passiert, sie doch persönlich angeht, wenn doch noch so ein Gefühl wie Betroffenheit in ihrem Gehirn entsteht und sie an der Richtigkeit ihrer bisherigen Haltungen und Überzeugungen zu zweifeln beginnen, dann braucht man ihnen nur einzureden, alles sei unter Kontrolle, man habe alles fest im Griff, alles sei machbar und deshalb auch reparabel. Nichts glauben sie lieber als das. Dankbar ergreifen sie jeden Strohhalm, um sich aus den Untiefen aufkommender Betroffenheit wieder in den alten, gewohnten Strom zu retten.

Erleichtert kaufen sie sich ein Ticket für einen Kurzurlaub in Honolulu oder fahren zu einem Einkaufsbummel nach London, Paris oder New York. Sie besorgen sich das neueste Horrorvideo oder schauen sich die jüngsten Schreckensmeldungen im Fernseher an. Sie surfen stundenlang im Internet herum, ohne zu wissen oder sich einzugestehen, was sie dort eigentlich suchen, oder sie tauschen in irgendeiner Chat-Box irgendwelche Belanglosigkeiten mit irgendwelchen Leuten aus, die sie weder kennen noch jemals kennenlernen möchten. Sie lesen in der Zeitung, daß es Menschen gibt, die sich so lange immer neuen Schönheitsoperationen unterziehen, bis ihr Gesicht zu einer grotesken Maske geworden ist, oder daß andere sich einen Ring um den Magen legen lassen, weil sie ihren Appetit nicht bremsen können und bereits so dick geworden sind, daß sie kaum noch zu laufen imstande sind. Und es verwundert sie auch nicht mehr, daß es Ärzte gibt, die solche Operationen ausführen und Journalisten, die mit dem Abfassen solcher Meldungen ihr Geld verdienen. Sie besorgen sich all die Pillen und Mittelchen, die ihnen zur Behebung von Problemen und zur Steigerung der Lust angepriesen werden, oder greifen einfach zur Flasche, wenn der Frust sie übermannt. Sie sind für weniger Verkehr auf den Straßen, kaufen aber alle möglichen Produkte, die aus weit entfernten Gegenden zu ihnen herangekarrt werden, Krabben, die in der Nordsee gefangen und in Marokko geschält, Möhren, die in Deutschland angebaut und in Sizilien gewaschen worden sind. Sie verbringen ihre Zeit als Zuschauer, zappen sich durch die Programme der Fernsehstationen oder verlieren sich im Blätterwald der Illustrierten und beklagen sich darüber, daß sie so wenig Zeit haben.

Sie suchen fortwährend nach Meinungen, die ihnen bestätigen, daß sie so, wie sie sind, genau richtig sind. Und sie sind dankbar dafür, wenn sie einen Experten finden, der sie in ihren bisherigen Überzeugungen, Meinungen und Haltungen mit seinen objektiven wissenschaftlichen Befunden endgültig bestätigt. Und womöglich kaufen sie sich sogar noch eine Bedienungsanleitung für ihr Gehirn und lesen sie in der Erwartung durch, darin Tips zu finden, wie sie ihr vermeintlich wichtigstes Organ vor Bedienungsfehlern schützen können, ohne es grundsätzlich anders benutzen zu müssen als bisher.

6.2 Störungsmeldungen und Schadens-
begrenzung

Bei einem technischen Gerät führen Bedienungsfehler dazu,
daß das Gerät nicht so funktioniert, wie es funktionieren soll.
Oft geht dabei sogar noch etwas kaputt, und wenn man Pech
hat, verwandelt man den ganzen teuren Apparat durch einen
kleinen Bedienungsfehler in Schrott. Das gilt auch für ein Gehirn. Man kann seine Blutzufuhr unterbrechen (durch Stran-
gulieren), seine Sauerstoffversorgung unterbinden (durch Ersticken) oder seine Funktion so sehr stören, daß es nicht
wieder zu sich kommt (durch Vergiften). Normalerweise
reagiert das Gehirn aber auf solche Maßnahmen mit so alar-
mierenden Störungsmeldungen, daß man von derartigen Bedienungsfehlern abläßt, bevor es zu spät ist. Über diese Alarm-
signale kann sich nur jemand hinwegsetzen, der den Glauben
an die Zweckmäßigkeit der Leistungen seines oder überhaupt
eines menschlichen Gehirns endgültig verloren hat.

Auch in die etwas komplizierteren technischen Geräte wie
ein Computer ist meist ein Schutzmechanismus eingebaut,
der das Gerät vor allzu gravierenden Bedienungsfehlern seiner
Nutzer schützt. Dann kann man zwar immer noch massenhaft
Bedienungsfehler machen, die zerstören aber den Computer
nicht, sondern führen lediglich dazu, daß er entweder nicht
das macht, was er machen soll, oder daß man all das, was man
eigentlich damit machen könnte, gar nicht ausschöpfen kann.
Wer seinen Computer nicht richtig bedienen kann, wird ihn
zwangsläufig zu einer etwas komfortableren Schreibmaschine
oder einem etwas komplizierteren Gameboy reduzieren und
ihn auch so betrachten.

Mit seinem Gehirn geht es einem im Prinzip genauso. Der
einzige Unterschied ist, daß es dabei nicht so bleibt, wie es ist,
sondern allmählich auch noch so wird, wie man es benutzt.
Eben wie ein Gameboy oder eine Schreibmaschine. Wie ein
Computer löst auch das Gehirn keinen Alarm aus, um uns darauf aufmerksam zu machen, daß wir dabei sind, es auf das zu

reduzieren, wofür wir es aus Unkenntnis der ihm innewohnenden Möglichkeiten, aus Ignoranz oder Bequemlichkeit immer wieder benutzen. Dem Gehirn ist das im Prinzip ebenso egal wie einem Computer; solange es ihm gelingt, auch noch als Kümmerversion dessen, was es sein könnte, alle bedrohlichen Veränderungen der äußeren oder inneren Welt rechtzeitig wahrzunehmen und auszugleichen, meldet es sich nicht. Alarm schlägt es erst dann, wenn es dazu nicht mehr imstande ist, weil die in ihm selbst ablaufenden Verarbeitungsprozesse aus dem Gleichgewicht geraten. Erst wenn unser Gehirn diese Bedrohung seiner inneren Ordnung mit einer massiven Angst- und Streßreaktion beantwortet, bekommen wir normalerweise endlich mit, daß irgend etwas nicht mehr stimmt. Manche Menschen reagieren auch auf dieses Notsignal ihres Gehirns jedoch lediglich mit einem Schulterzucken und versuchen, genauso weiterzumachen wie bisher. Bis sie krank sind, körperlich oder psychisch. Das ist dann die letzte Notbremse, die das Gehirn noch zu ziehen imstande ist. Wer auch die nicht mehr als Chance zu einer Änderung der bisherigen Nutzung seines Gehirn begreifen kann oder will, ist am Ende seiner – und irgendwann auch aller ärztlichen – Möglichkeiten der Schadensbegrenzung angekommen.

Um aus solch engen, eingefahrenen Bahnen herauszukommen, braucht ein Mensch die Hilfe und Unterstützung anderer Menschen, vor allem solcher, die anders denken, fühlen und handeln als er selbst. Je komplexer das Gehirn eines einzelnen Menschen mit denen anderer Menschen vernetzt ist, desto geringer wird die Gefahr, daß individuelle Bedienungsfehler unbemerkt bleiben und desto besser lassen sich die jedem einzelnen Gehirn innewohnenden, vielfältigen Nutzungsmöglichkeiten auch wirklich ausschöpfen.

Auch das gilt ebenso für einen Computer, und jeder, dem es gelungen ist, seinen eigenen Computer in ein komplexes Computer-Netzwerk einzubinden, weiß die vielfältigen neuen Optionen zu schätzen, die sich dadurch für die Bedienung seines eigenen Geräts eröffnen. Aber auch beim Aufbau und der Gestaltung eines solchen Netzwerks kann man Fehler machen. Es kann allzuleicht passieren, daß einzelne oder ganze Gruppen ein solches Netzwerk als besonders gut geeignetes Instrument zur Durchsetzung ganz bestimmter, eigener Interessen und zur Verbreitung ganz bestimmter, eigener Vorstellungen zu nutzen beginnen. Wenn es ihnen gelingt, das ganze Netzwerk auf diese Weise immer stärker für ihre Zwecke und Ziele zu instrumentalisieren, wird es anstelle der vielfältigen Möglichkeiten, die es eigentlich bietet, am Ende vorrangig für einen Zweck benutzt: zur Manipulation des Denkens, Fühlens und Handelns all derer, die darin eingebunden sind.

Man kann versuchen, dieser Gefahr zu begegnen, indem man ein Computernetzwerk oder all die anderen Kommunikationsmittel, mit denen Menschen einander beeinflussen, so gestaltet, daß jeder sie so benutzen kann, wie er will. Dann hat jeder Gelegenheit, damit all das anzupreisen, was er will. Was dabei herauskommt, bleibt abzuwarten. Was dabei jedoch nicht herauskommen kann, ist das, was ein menschliches Gehirn zur Entfaltung und Ausbildung seiner vielfältigen Möglichkeiten braucht. Das sind eben nicht möglichst viele Beziehungen zu möglichst vielen anderen Menschen, um möglichst viele verschiedene Vorstellungen oder Produkte auszutauschen, sondern vielleicht nur wenige, dafür aber intensive Begegnungen mit einzelnen Menschen, die es ermöglichen, die unterschiedlichen Erfahrungen, die jeder im Lauf seines bisherigen Lebens zu machen Gelegenheit hatte, zu einem immer größer und umfassender werdenden Erfahrungsschatz zu verschmelzen.

Wenn immer mehr Menschen nur noch aneinander vorbeilaufen und miteinander verhandeln und sich alle Gehirne an diese Art ihrer Benutzung angepaßt haben, selbst wenn der gemeinsame Erfahrungsschatz einer ganzen Gesellschaft immer brüchiger wird und allmählich zu zerfallen beginnt, passiert nichts. Jedenfalls so lange nicht, wie das ganze Gebilde noch einigermaßen funktioniert.

Einer ganzen Gesellschaft geht es nicht viel anders als einem einzelnen Menschen, dem es im Lauf seines Lebens immer wieder gelungen ist, die unterschiedlichsten Probleme mit ein und derselben Verhaltensstrategie zu meistern: Auch sie verliert zunehmend an Flexibilität und Kreativität, auch sie wird immer unsensibler für all das, was sie bei der Verfolgung ihrer bisherigen Erfolgsstrategie stört. Auch sie zerbricht schließlich an ihrer eigenen Starrheit, wenn sie sich als unfähig erweist, eingefahrene Bahnen zu verlassen und nach neuen, geeigneteren Lösungen zu suchen, um die von ihr selbst verursachten Probleme zu bewältigen. Der einzelne muß die neuronalen Verschaltungen in seinem Gehirn reorganisieren. Die Gesellschaft muß die inneren Strukturen reorganisieren, die das Denken, Fühlen und Handeln ihrer Mitglieder bestimmen.

Diese inneren Strukturen sind eigentlich nicht allzu schwer zu durchschauen: Zuunterst und tief verankert liegen die während der Kindheit vorgefundenen und übernommenen Haltungen und Überzeugungen mit all den mehr oder weniger deutlichen Spuren im Denken und Fühlen, die Elternhaus und Schule zurückgelassen haben, mit den von Altersgenossen, von Erwachsenen und den Medien übernommenen Vorstellungen davon, worauf es im Leben ankommt. Auf dieses Fundament werden alle weiteren Erfahrungen gepackt, die ein heranwachsender Mensch in der Auseinandersetzung mit der ihm übergebenen Welt machen kann, während der Ausbildung und im Berufsleben. Eingebaut wird all das, was brauchbar ist und sich bewährt, also das, was ihm hilft, Sicherheit und innere Stabilität zu finden.

Die geeignetste Strategie, der effektivste Weg zum Erreichen dieser inneren Stabilität und Sicherheit, so lautet die gegenwärtig wohl wichtigste und deshalb am lautesten propagierte Lebenserfahrung der meisten Menschen, ist die Schaffung psychischer und materieller Unabhängigkeit durch die Aneignung von Macht und Reichtum oder – wenn das nicht geht – von entsprechenden Statussymbolen.

Sehr an Attraktivität eingebüßt hat in den letzten Jahren ein anderer, zweiter Weg, der ebenfalls geeignet ist, mit der individuellen Angst umzugehen und ein Gefühl von Sicherheit zu schaffen: die Aneignung von Wissen und Kompetenz. Diese Strategie verliert jedoch zwangsläufig an Wert in einer Gesellschaft, die das Wissen jedes einzelnen in einer Informationsflut erstickt und individuelle Fähigkeiten und Fertigkeiten durch computergesteuerte Maschinen ersetzt, die immer mehr Menschen mit ihren Erfahrungen und ihren Kompetenzen arbeitslos herumsitzen läßt.

Der dritte Weg, den ein Mensch einschlagen kann, um in seinem Leben Geborgenheit und Sicherheit zu finden, ist der Weg der sozialen Bindung, der Verankerung des einzelnen in der Gemeinschaft. Er kann nur von denjenigen gefunden werden, die im Lauf ihres Lebens die Erfahrung gemacht haben, daß sie selbst nur ein Teil eines größeren Ganzen sind und daß sie als solches nur Sicherheit finden können, indem sie dazu beitragen, den Zusammenhalt innerhalb dieser Gemeinschaft zu festigen. Auch dieser Weg wird inzwischen nur noch von wenigen Menschen, und was noch fataler ist, nur noch von sehr wenigen Menschen in einflußreichen Positionen beschritten.

Ein Mensch muß möglichst viele unterschiedliche Erfahrungen im Zusammenleben mit anderen Menschen machen können und sich dabei ein so umfangreiches Wissen und so vielseitige Kompetenzen aneignen, daß er weder materiell noch psychisch von anderen abhängig gemacht werden kann. Nur so ist er auch in der Lage, sich frei zu entscheiden, wie und wofür er sein Gehirn benutzen will. Ändern und sein Gehirn künftig anders benutzen als bisher kann sich aber auch ein solcher Mensch nur dann, wenn er eine einmal getroffene Entscheidung als Fehler erkennt und er sich davon zutiefst betroffen fühlt. Damit sich eine ganze Gesellschaft ändern kann, müssen viele einzelne dieses tiefe Gefühl von Betroffenheit empfinden. Um einen anderen Weg einschlagen zu können, muß jeder Mensch wissen, worauf er künftig stärker als bisher zu achten hat. Wenn eine ganze Gesellschaft einen anderen Weg einschlagen will, müssen sich viele Menschen darüber einig werden, wohin sie gemeinsam gehen wollen.

»Der Übergang vom Affen zum Menschen, das sind wir.« Diese Erkenntnis hat uns Konrad Lorenz bereits vor Jahren mit auf den Weg gegeben. Noch haben wir die Möglichkeit, uns zu entscheiden – *und unseren Kindern vorzuleben* –, wo wir eigentlich hinwollen.

6.3 Reklamationen und Haftung

Falls Sie nach dem Lesen dieser Bedienungsanleitung zu dem Schluß kommen, daß es bei der bisherigen Benutzung Ihres Gehirns gewisse Unzulänglichkeiten gegeben hat, so dürfen Sie das Gefühl der Verunsicherung, das sich mit dieser Erkenntnis in Ihrem Hirn auszubreiten beginnt, als untrügliches Zeichen dafür betrachten, daß Sie nicht nur lebendig sind, sondern auch ein menschliches Gehirn besitzen.

Falls sich ein derartiges Gefühl nicht einstellt, so wenden Sie sich bitte an Ihren Arzt oder Apotheker, solange Sie noch dazu imstande sind, denn

»Wer nichts begreift (– und nichts mehr fühlt, G. H.),
der lebt auch nicht.«
Gracián

Wenn Sie weiterlesen möchten ....

Helmut Bonney (Hg.)
Neurobiologie für den therapeutischen Alltag
Auf den Spuren Gerald Hüthers

Gerald Hüther tritt gern und mit Überzeugung aus dem wissenschaftlichen Elfenbeinturm heraus und beteiligt sich an gesellschaftlichen
Debatten wie etwa zum Thema ADHS. Dabei bewegt er sich auf inter-
disziplinärer Ebene und schwimmt auch gegen manchen Mainstream
von Wissenschaftsgläubigkeit an. Die für diesen Geburtstagsband
versammelten Beiträge stammen aus der Feder von Weggefährten
verschiedener Wissenschaftsdisziplinen, die an vielen Stellen die Auf-
fassungen und Intentionen Gerald Hüthers teilen.

Mit Beiträgen von

Lutz-Ulrich Besser, Isernhagen / Helmut Bonney, Heidelberg / Stefanie
Feuz, Bern / Gerald Hüther, Göttingen / Alexander Korittko, Hannover /
Christina Krause, Göttingen / Marianne Leuzinger-Bohleber, Frank-
furt a. M. / Luise Reddemann, Klagenfurt / Rainer Schwing, Hanau /
Annette Streeck-Fischer, Göttingen / Wolfgang Tschacher, Bern.

Gerald Hüther
Männer – Das schwache Geschlecht und sein Gehirn

Wie wird aus dem, was ein Mann werden könnte, schließlich das, wofür sich der Betreffende aufgrund seines Geschlechts hält? Diese Frage
beschäftigt den Biologen und Hirnforscher Gerald Hüther in seinem
neuen Buch. Die wichtigste Erkenntnis der Hirnforschung lautet:
Das menschliche Gehirn ist weitaus formbarer als bisher gedacht. Die
Nervenzellen verknüpfen sich so, wie man sie benutzt. Das gilt vor
allem für all das, was man mit besonderer Begeisterung in seinem
Leben tut. Da sich kleine Jungs, halbstarke Jugendliche und dann
auch die erwachsenen Vertreter des männlichen Geschlechts für so
ganz andere Dinge begeistern als Mädchen und Frauen, bekommen sie
zwangsläufig auch ein anderes Gehirn. So geht es also in diesem Buch
eigentlich gar nicht um die Schwächen der Männer, sondern vielmehr
um deren Transformation auf dem Weg zur Mannwerdung unter Nutzung der in ihnen angelegten Potentiale – und darum, was das für ihr
Gehirn bedeutet oder bedeuten könnte.

»... [eine] sehr empfehlenswerte Lektüre für alle Männer auf der
Suche nach sich selbst.« *Michael Stallknecht, Süddeutsche Zeitung*

»Nach der Lektüre von Hüthers kleinem und oft sehr amüsantem
›Männer-Buch‹ blickt man mit anderen Augen auf die Welt.«
Wolfgang Hanfstein, hamburg.business-on.de

Gerald Hüther
Die Macht der inneren Bilder
Wie Visionen das Gehirn, den Menschen und die Welt verändern

Innere Bilder – das sind all die Vorstellungen, die wir in uns tragen
und die unser Denken, Fühlen und Handeln bestimmen. Sie sind maßgeblich dafür, wie und wofür wir unser Gehirn benutzen.
Woher kommen diese inneren Bilder? Wie werden sie von einer Generation zur nächsten übertragen? Was passiert, wenn bestimmte Bilder
verloren gehen? Gibt es innere Bilder, die immer weiterleben? Benutzen nur wir oder auch andere Lebewesen innere Bilder, um sich im
Leben zurechtzufinden? Gibt es eine Entwicklungsgeschichte dieser
inneren Muster?
Gerald Hüther schlägt eine bisher ungeahnte Brücke zwischen na-
tur- und geisteswissenschaftlichen Weltbildern, die eine Verbindung
zwischen materiellen und geistigen Prozessen, zwischen der äußeren Struktur und der inneren Gestaltungskraft aller Lebensformen
schafft.

Gerald Hüther
Die Evolution der Liebe
Was Darwin bereits ahnte und die Darwinisten nicht wahrhaben wollen

Falls es der Wissenschaft vom Leben gelingt, ihre analytische, zerspal-
tene Denkweise durch eine Gesamtschau zu ersetzen, könnte aus dem
Prinzip der Konkurrenz eine Biologie der Liebe werden.

Gerald Hüther
Biologie der Angst
Wie aus Streß Gefühle werden

Ohne Stress könnten wir die kreatürliche Angst nicht überwinden.
Wir könnten nicht einmal denken, fühlen, lieben, die Welt begreifen.

Gerald Hüther
Wie aus Stress Gefühle werden
Betrachtungen eines Hirnforschers
Photographien von Rolf Menge.

Ein Bildband zur Dritten Kultur zwischen Geistes- und Naturwissenschaften.
Die Kernaussagen aus Hüthers »Biologie der Angst« und die ruhige Art
seiner Argumentation werden in diesem Band zusammengeführt mit
meisterhaften Fotografien.
Das Buch lädt ein zur Konzentration wie auch zur Abschweifung, vor
allem zum Dialog mit einem hellen Gedankengebäude.

Zum Weiterlesen empfohlen

V&R

Silke Heimes

**Schreib es dir
von der Seele**

Kreatives Schreiben
leicht gemacht

2. Auflage 2011. 168 Seiten, kart.
ISBN 978-3-525-40430-0

Schreiben entlastet, schafft
Ordnung im Chaos, verhilft
zu Einsichten und führt zu
einem reichen und leben-
digen Leben. Anhand vielfältiger praktischer Übungen,
die leicht durchführbar sind
und Schreibspaß vermitteln,
zeigt Silke Heimes, wie es
gelingen kann, das »Schreib-
Ich« zu wecken und Schreiben
als natürliche, kreative Kraft
und Inspirationsquelle zu
nutzen. Ob spielerisch die
Zeilen geschnitten werden
(Cut-up-Technik) oder die
Lieblingsspeise imaginiert
wird, der Schreibende erweitert seinen Blick, wechselt
die Perspektive, öffnet sich
für neue Erfahrungen und
tritt in tiefen, befriedigenden
Kontakt mit sich und seiner
Umwelt.

Jürgen Kriz

Chaos, Angst und Ordnung

Wie wir unsere Lebenswelt
gestalten

3. Auflage 2011. 117 Seiten, kart.
ISBN 978-3-525-40443-0

Auch als E-Book erhältlich
ISBN 978-3-647-40443-1

Der ständige Kampf darum,
das Chaos in unserem Leben
zu verbannen, führt allzu
oft zu Zwangsstrukturen, die
Leid mit sich bringen können.
Die systemische Perspektive
eröffnet uns mehr Hand-
lungsfreiheit.

Bert te Wildt

Medialisation

Von der Medienabhängigkeit
des Menschen

2012. 271 Seiten, kart.
ISBN 978-3-525-40460-7

Auch als E-Book erhältlich
ISBN 978-3-647-40460-8

Das Internet ist in seiner
rasanten Weiterentwicklung
kritisch zu reflektieren. Bei
allem Widerstreit in seiner
Beurteilung herrscht Einig-
keit darüber, dass Medien
dem Menschen dienen sollen
und nicht umgekehrt.

Vandenhoeck & Ruprecht

Friedrich D. Hinze
Acht Schritte zur Achtsamkeit
Ein Buch zum Tun und Lassen

2011. 158 Seiten mit 19 Abb. und 23 farbigen Karten, kart. in Schuber
ISBN 978-3-525-40432-4

Zum achtsamen Umgang mit sich selbst und anderen gelangen: Einsichten gewinnen, sich im achtsamen Verhalten üben und den Alltag bewusst leben.

Dieses Buch besteht aus zwei Teilen: einem Lesebuch und den »Einsichtskarten der Achtsamkeit«. Die alltagsnahe, handlungsorientierte und leicht verständliche Darstellung des Themas regt zum Weiterdenken an. Farbige Abbildungen erweitern den Blick. Vielseitige Übungen setzen achtsames Verhalten in Gang. Die Einsichtskarten vermitteln Einsichten, die zum Tun bewegen und zum Lassen raten. Mit den wegweisenden Karten in der Hand hat der Leser gute Aussichten, in acht Schritten zum achtsamen Umgang mit sich selbst und seinen Mitmenschen zu gelangen.

Gabrijela Mecky Zaragoza
Meine andere Welt
Mit Autismus leben

2012. 156 Seiten, kart.
ISBN 978-3-525-40188-0
Auch als E-Book erhältlich
ISBN 978-3-647-40188-1

Autismus als eigene Art, in der Welt zu sein? Nicht alle Autisten sind wie »Rain Man«.

Wie lebt es sich in dieser Welt, wenn Begegnungen mehr Last als Lust sind und Gespräche leicht zum Risikofaktor werden? Wie sieht es aus in der anderen Welt, in der der Zauber des Immergleichen jeden Winkel des Alltags erfüllt und das Ranking von Kleidungsstücken zum Abendprogramm gehört wie für andere der Spielfilm im Fernsehen? Wie fühlt es sich an, ständig zwischen beiden Welten verhandeln zu müssen?

Gabrijela Mecky Zaragoza, Literaturwissenschaftlerin und Asperger-Autistin, nimmt uns mit auf ihre faszinierenden Streifzüge zwischen den Welten.

Vandenhoeck & Ruprecht